Dr. Inge Hofmann
Sonja Carlsson

Kalorientabelle
Die macht wirklich schlank!

**Supertips gegen Kalorien-
und Gesundheitsfallen**

**Mit aktuellem
Einkaufsführer**

W0046665

MOSAIK VERLAG

Inhalt

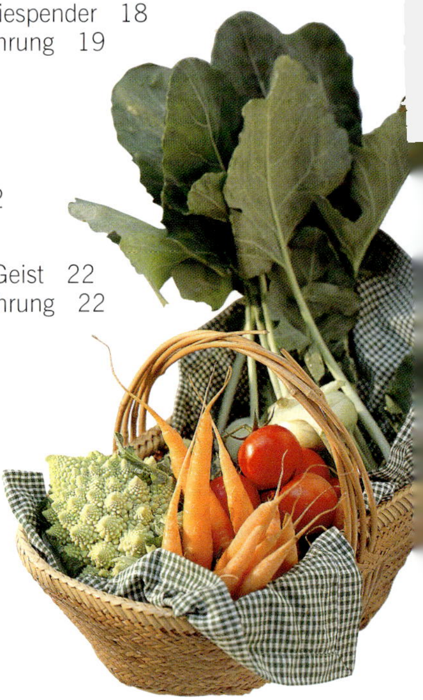

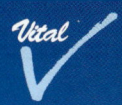

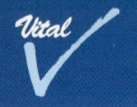

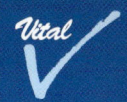

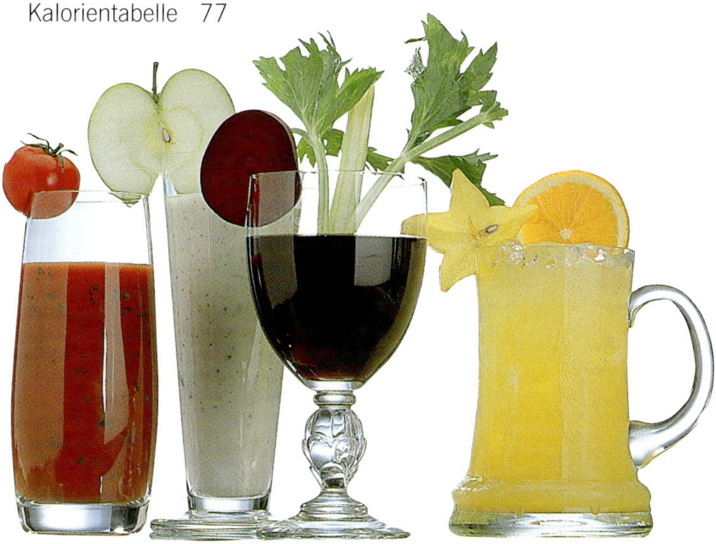

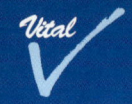

Nahrung: Freund und Feind des Körpers

Die Ernährung ist ein wichtiger Faktor für die Gesundheit und die Leistungsfähigkeit eines Organismus. »Betankt« man seinen Körper mit dem richtigen »Sprit«, so dankt er dies mit guter Gesundheit, Vitalität und dem richtigen Gewicht.

Briketts für die Stoffwechselflamme

Die Eigenschaft eines Lebensmittels, körperlich verwertbare Energie zu liefern, der Nährwert also, wird in Kilokalorien oder Kilojoule (1 kcal = 4,18 kJ) gemessen. Der Körper verbrennt diese »Energiebriketts« in seinem Stoffwechsel, um sich selbst zu erhalten und um Arbeit zu leisten.

Der tägliche Energiebedarf setzt sich aus dem Grund- und dem Arbeitsumsatz zusammen. Die Energie für den Grundumsatz wird für die Aufrechterhaltung aller Lebensfunktionen in völliger Ruhe benötigt. Er beträgt durchschnittlich eine Kilokalorie je Kilogramm Körpergewicht und Stunde. Dazu kommt als Arbeitsumsatz der Energiebedarf für jede andere Tätigkeit. So beträgt der tägliche Kalorienbedarf bei einer sitzenden Tätigkeit für Frauen rund 2000 kcal (= 8500 kJ), für Männer 2400 kcal (= 10000 kJ). Je nach geleisteter Aktivität erhöht sich dieser Wert. Energiebedarf und -verbrauch eines Menschen sind jedoch keine festen Größen. Es gibt hier individuelle, genetisch programmierte Unterschiede. Ebenso spielen Trainingszustand, Kondition und Hormonhaushalt eine Rolle. Der Hormonhaushalt entscheidet z. B. hauptsächlich darüber, ob überschüssige Kalorien in Wärme »verheizt« oder als Fettdepot angelegt werden.

Das Geheimnis des Idealgewichts

Die in der Nahrung enthaltene Energie verteilt sich hauptsächlich auf die drei Grundbausteine Kohlenhydrate, Fette und Eiweiß:

Kohlenhydrate: Als Zucker gehen Kohlenhydrate schnell ins Blut und liefern dadurch rasch Energie. Sie kommen hauptsächlich in pflanzlichen Nahrungsmitteln wie Getreide,

Obst, Gemüse, Hülsenfrüchte, Kartoffeln vor. Idealerweise sollten Kohlenhydrate in Form von Stärke aufgenommen werden, die nur langsam ins Blut wandert und dadurch lange satt macht. Ein Zuviel wird in Form von Fettdepots gespeichert.

Eiweiß: Dieser Grundbaustein der Nahrung liefert genauso viel Energie wie die Kohlenhydrate, doch Eiweiß wird zum Aufbau von Hormonen, Enzymen, Zellen, Haut, Haaren etc. verwendet. Erst bei extremer Belastung werden Aminosäuren – die Bausteine des Eiweißes – energiebringend verbrannt. Ein Zuviel an Eiweiß ist gefährlich, da es sich im Körperinneren (Arterien, Herzkranzgefäße) ablagert und damit zunächst nicht so auffällt wie äußerliche Fettpolster. Zusätzlich belastet zuviel Eiweiß die Nieren. Langfristig drohen Gefäßerkrankungen.

Fett: Es liefert mehr als doppelt soviel Energie wie Kohlenhydrate und Eiweiß. Neben seiner Funktion als Energieträger wird Fett als Baustoff für Zellwände, Hormone, Botenstoffe etc. benötigt. Zuviel Fett erhöht sehr schnell das Körpergewicht und fördert das Risiko einer Arterienverkalkung.
Daneben enthält die Nahrung noch weitere, für den Körper lebenswichtige Substanzen, die in der Energiebilanz kaum zu Buche schlagen wie Vitamine, Mineralien und Spurenelemente, Ballaststoffe und sekundäre Pflanzenstoffe. Schlank und gesund bleibt, wer sich diese Lebensmittelbausteine in der richtigen Kombination und Menge zuführt. Das Geheimnis des Idealgewichts liegt darin, den »inneren Brenner« richtig

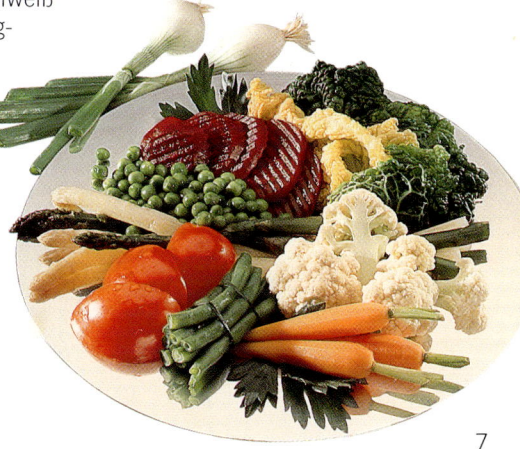

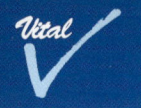

einzustellen: Energiezufuhr und Energieverbrauch müssen stimmen.

Dick durch körpereigene Programme

Oft liegt der persönliche Dickmacher nicht auf dem Teller, sondern in den Gesetzmäßigkeiten des eigenen Körpers. Unser Nahrungsangebot hat sich gewandelt, nicht aber die biologischen Muster des Organismus. Die daraus entstandenen sechs Stoffwechselfallen sollten Sie kennen:

● **Die Hungerfalle**
Kaum jemand muß heute schwer körperlich arbeiten, dementsprechend benötigt der Körper weniger Energie. Andererseits ist die Nahrung konzentrierter und ballaststoffärmer geworden. Dadurch werden natürliche, im Verlauf der Evolution bewährte Sättigungsmechanismen ausgeschaltet, und viele Menschen essen zuviel.

● **Die Streßfalle**
Bei Streß schüttet die Nebenniere ein Hormon aus, das Gefahr und erhöhten Energieverbrauch signalisiert. Das Blut wird mit Fett und Zucker überflutet und somit energetisch aufgeladen. Diese Botschaft erreicht auch die Hirnanhangsdrüse. Um dem Körper beim Überleben zu helfen, wird nun der Energieverbrauch gedrosselt. Somit wird weniger Nahrung verbrannt, der Stoffwechsel wird gedämpft. Der Körper weiß jedoch nicht, daß mittlerweile nur selten körperliche Kraftakte gegen Gefahr erforderlich sind. Bei Dauerstreß entsteht eine ungünstige Situation: Der Zuckerüberschuß im Blut wird immer wieder rasch abgebaut, was Hungergefühle auslöst. Das Gehirn propagiert weiterhin »schlechte Futterverwertung«. Die Folgen sind Hunger und Übergewicht. Dem übergewichtigen Dauergestreßten hat also nicht der eigene Wille, sondern ein Muster aus der Vergangenheit ein Schnippchen geschlagen.

● **Die Überlebensfalle**
Wenn der Körper durch eine Reduktionsdiät weniger Energie bekommt, als er verbraucht, beginnt er sich umzustellen. Zunächst baut er die schnell verfügbaren Zuckerspeicher ab, dann werden langsam die Fett- und Eiweißreserven angegangen. Gleichzeitig wird auf Spargang geschaltet – ein angeborener Überlebensmechanismus gegen Notzeiten. Man muß so immer weniger essen, um noch weiter abzunehmen. Sobald man wieder normal ißt, nimmt man blitzschnell zu.

Vorsicht Falle: Kalorie oder Kilokalorie ?

Häufig werden in der Presse oder in der Werbung die Werte für den Energieverbrauch bzw. für eine Energieeinsparung durch bestimmte Nahrungsmittel in Kalorien statt in Kilokalorien angegeben. Beachten Sie, daß der tatsächliche Energiebedarf eines Menschen aber im Bereich der Kilokalorien liegt (1 kcal = 1000 cal). Die Angabe in Kalorien ergibt die imposanteren Zahlen. Eine Kalorieneinsparung von 300 cal klingt besser als 0,3 kcal. Manchmal ist aber auch Unkenntnis die Ursache für eine fehlerhafte Angabe. Wer nun mehr Kalorien zu sich nimmt, als er verbraucht, der nimmt zu. Als fettleibig gilt, wer etwa 15 bis 20 Prozent über dem Normalgewicht wiegt. Bekanntlich ist Übergewicht ein Risikofaktor für verschiedene Erkrankungen, darunter koronare Herzkrankheit, Bluthochdruck, Fettstoffwechselstörungen, Venenerkrankungen etc.

Zur Berechnung des Normalgewichts gibt es verschiedene Formeln und Richtlinien. Als praktikabel erweist sich die Berechnung nach dem Körpermassenindex (abgekürzt BMI, entsprechend dem englischen Ausdruck Body-Mass-Index).

Der **Body-Mass-Index** wird wie folgt definiert:

Körpergewicht in Kilogramm geteilt durch die Körperlänge im Quadrat. Beispiel: Jemand wiegt 70 Kilogramm bei einer Körperlänge von 1,70 Metern. Das ergibt: 70 : (1,70 x 1,70) = 24,2

Für das Alter von 19 bis 24 Jahren wird ein BMI von 19 bis 24 empfohlen. Er sollte alle zehn Jahre nicht mehr als um eine Einheit steigen. Bei Frauen spricht man bei einem BMI von 24 bis 29 von leichtem Übergewicht, bei Männern bei einem BMI von 25 bis 30. Bei höheren Werten handelt es sich um starkes Übergewicht.

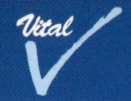

Die Blutzuckerfalle

Wer Zucker in reiner Form ißt, stimuliert dadurch die Ausschüttung großer Mengen des blutzuckersenkenden Hormons Insulin. Ein sinkender Blutzuckerspiegel ist aber ein Hungersignal, und meist nimmt der Betroffene dann wieder Nahrung zu sich. Ein lange anhaltendes Sättigungsgefühl erzeugen dagegen langsam ins Blut wandernde Kohlenhydrate aus Stärkeprodukten (siehe auch Kapitel »Honig, Zucker, Süßwaren«).

Die Energiefalle

Diät- und Lightprodukte sind Imitate, bei denen traditionell kalorienreiche Lebensmittelbestandteile (meist Fett oder Zucker) durch einen kalorienarmen Inhaltsstoff ersetzt wurden, meist Wasser oder ein unverdauliches Kunstfettimitat. Solche Lebensmittel werden häufig gegessen, um abzunehmen. Doch jeder Organismus verfügt über ein eigenes Meßsystem für den Energiegehalt der Nahrungsmittel und bemerkt die Mogelei mit solchen Produkten. Es stellt sich kein richtiges Sättigungsgefühl ein, und spätestens nach ein paar Tagen versucht der Körper die fehlenden Kalorien wieder einzuholen.

Die Geschmacksfalle

Süßstoffe sind kalorienarme Zuckerimitate und dennoch nicht unbedingt Schlankmacher. Nimmt die Zunge Süßes wahr, so »weiß« das Gehirn, daß nun der Blutzuckerspiegel ansteigen wird, und es gibt den Befehl zur Ausschüttung von blutzuckersenkendem Insulin.

Da aber kein Zucker ins Blut gelangt, bewirkt dieser Reflex nun, daß ein Teil des stets im Blut vorhandenen Zuckers abgebaut wird. Sinkt der Blutzuckerwert unter eine bestimmte Schwelle, so löst dies Hunger oder gar Heißhunger aus, und der Betroffene ißt unweigerlich.

Wenn Sie Gewichtsprobleme haben, überlegen Sie, ob Sie sich in einer dieser Fallen befinden. Schlank werden funktioniert nur im Einklang mit den Mustern des eigenen Stoffwechsels. Der Verstand läßt sich oft durch geschickte Werbung betrügen – den Körper aber kann man nicht täuschen.

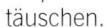

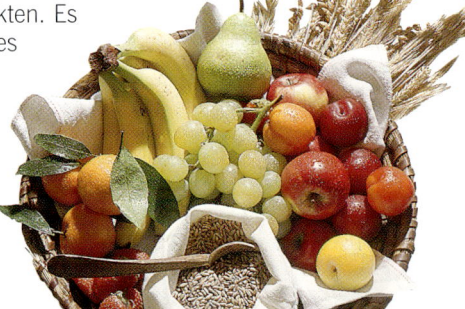

Übergewicht aus dem Supermarkt

Dickwerden beginnt oft im Supermarkt. Viele Menschen bemühen sich um eine kalorienarme Ernährung und holen sich trotzdem unbewußt regelrechte Dickmacher ins Haus. Daher aufgepaßt bei folgenden Bezeichnungen:

● **Light/Leicht/Limit**
Solche Kennzeichnungen erwecken den Eindruck eines kalorienarmen Produkts. Doch was als »light« gekennzeichnet wird, steht ganz im Ermessen des Herstellers, denn dieses Zauberwort ist nicht geschützt. Ein »leichtes« Produkt kann z. B. leicht bekömmlich, leicht verdaulich, locker und luftig, kalorienarm, alkoholarm, koffeinarm, nikotinarm oder kohlensäurearm sein. Achten Sie also darauf, ob und in welchem Umfang die Kalorienzahl gesenkt wurde. Doch gerade dies ist oft nicht zu erkennen, auch wenn auf den Packungen mit scheinbar exakten Zahlen geworben wird. Die Angabe 50 Prozent Fett klingt gut, sie ist aber nur eindeutig, wenn auf dem Etikett angegeben ist, worauf sich die Prozentzahl bezieht (auf ein vergleichbares Produkt, auf die Gesamtmasse etc.). Solche Angaben sucht man meist vergebens.

Häufig enthalten Light-Produkte statt Zucker Süßstoffe oder statt Fett jede Menge Zusatzstoffe, um eine fettartige Konsistenz vorzutäuschen. Sie sind also nicht unbedingt gesunde Produkte.

● **Kalorienreduziert**
Diese Bezeichnung ist in der Nährwertkennzeichnungsverordnung festgelegt. Bei solchen Produkten muß der durchschnittliche Brennwert eines herkömmlichen Vergleichsprodukts um mindestens 40 Prozent unterschritten sein. Für bestimmte Erzeugnisse sind Brennwert-Höchstwerte vorgeschrieben.

● **Kalorienarm**
Mit diesem Zusatz darf nur geworben werden, wenn der Brennwert eines flüssigen Lebensmittels nicht mehr als 20 kcal bzw. 84 kJ/100 ml und der eines festen nicht mehr als 50 kcal bzw. 210 kJ/100 g beträgt.

● **Diätetisches Lebensmittel**
Darunter werden Nahrungsmittel verstanden, die in ihrer Zusammensetzung gegenüber normalen Produkten verändert sind, z. B. natriumarm, kochsalzarm, eiweißreich, glutenfrei. Sie dienen speziellen Ernährungsanforderungen. Solche Produkte sind in der Regel nicht kalorienreduziert.

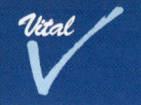

● **Zuckerfrei**

Diese Bezeichnung ist lebensmittelrechtlich nicht genormt. Sie sagt lediglich aus, daß kein normaler Haushaltszucker (Saccharose) verwendet wurde. Andere kalorienhaltige Süßmacher wie Traubenzucker, Malzzucker, Fruchtzucker oder Zuckeraustauschstoffe können durchaus enthalten sein.

Meist handelt es sich hierbei um Produkte für die Gesundheit der Zähne.

Vorsicht Gesundheitsfallen!

Wer die Kalorienzahl zum Einkaufskriterium für seine Nahrungsmittel macht, der läuft Gefahr, von der Kalorienfalle in die Gesundheitsfalle zu geraten. Schlank und krank ist nicht erstrebenswert. Daher sollten Sie folgende Gefahren auf dem Lebensmittelmarkt kennen:

● **Kontaminierte Lebensmittel**

Kaum ein Nahrungsmittel ist heute frei von Schadstoffen wie z. B. Umweltchemikalien, Verpackungsrückständen, Tierarzneimitteln, Verarbeitungshilfsmitteln. Hier hilft nur bewußtes Einkaufen. Informieren Sie sich in der Presse über gegenwärtig besonders belastete Nahrungsmittel, und meiden Sie diese. Bei Lebensmittelrohstoffen wie Getreide, Kartoffeln, Gemüse oder Schlachtfleisch besteht noch die größte Sicherheit bei Produkten aus biologischen Anbaumethoden, bei denen bewußt auf Schadstoffarmut geachtet wird.

Dazu zählen:

Alternativer Landbau: Dies sind Anbaumethoden, die weitgehend ohne Einsatz von Mineraldünger, Pflanzenschutzmitteln, Zusatzstoffen und Medikamenten auskommen. Sie firmieren unter den Bezeichnungen »biologisch-dynamisch«, »organisch-biologisch« oder »naturnaher Anbau« und werden nach den

TIP:

Kaufen Sie Produkte aus schadstoffreduzierten Anbaumethoden, am besten direkt auf dem Hof der Biobauern (oder Versand), entsprechenden Marktständen auf dem Wochenmarkt oder in Naturkostläden und Reformhäusern.

Achtung: Auch solche Lebensmittel sind nicht rückstandsfrei, da bestimmte Einwirkungen von Schadstoffen aus der Umwelt nicht verhindert werden können.

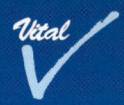

Richtlinien des kontrolliert-ökologischen Landbaus hergestellt.

Verarbeitete Lebensmittel dürfen nur dann als ökologisch, biologisch, organisch, alternativ, naturnah oder ähnlich bezeichnet werden, wenn sie zu 95 Prozent aus ökologisch erzeugten Zutaten bestehen. Sie erkennen solche Produkte an den Warenzeichen der anerkannten Verbände Demeter, Bioland, ANOG, Naturland, Biokreis, Gäa, Bundesverband ökologischer Weinbau oder an dem Vermerk »Ökologische Agrarwirtschaft-EWG-Kontrollsystem« (Genau lesen! Vor einigen Jahren hatte sich ein Unternehmen unverfroren den Markennamen »Biolan« zugelegt!).

Integrierter Landbau: Dies sind Produkte, die aus konventionellem Landbau mit eingeschränktem Einsatz von chemisch-synthetischen Dünge-, Herbizid- und Pflanzenschutzmitteln gewonnen werden.

Der integrierte Landbau ist also nicht exakt definiert, Schwankungen in der Produktqualität sind üblich. Derartige Erzeugnisse werden als »Produkte aus kontrolliertem Anbau« gekennzeichnet. Leider wird oft gegen die Bestimmungen zur »Biokost« verstoßen.

● **Verdorbene Lebensmittel**

Es ist meist nicht schwierig, verschimmelte oder verfaulte Lebensmittelrohstoffe zu erkennen und zu meiden. Selbst bei Dosenprodukten sind verdorbene Lebensmittel fast immer an der typischen Deckelwölbung infolge von Gasbildung zu erkennen. Schwieriger zu entdecken sind dagegen aus bereits verdorbenen Rohstoffen hergestellte Fertigprodukte. Eine erst jüngst erkannte Gefahr geht hier von Schimmelpilzgiften (Mykotoxinen) aus. Schimmelpilze befallen bei unsachgemäßer Lagerung vorwiegend Rohstoffe wie Weizen, Roggen, Gerste, Hafer, Mais, Reis, aber auch Tierfutterkonzentrate, Obst und Gemüse. Die dabei gebildeten Giftstoffe sind meist außerordentlich resistent, überstehen viele Herstellungs-

> **TIP:**
> Kaufen Sie nur hochwertige Nahrungsmittel, und schränken Sie den Konsum von stark bearbeiteten Lebensmitteln ein. Besonders häufig mit Schimmelpilzgiften kontaminiert sind Snacks auf Getreidebasis (hauptsächlich Mais), insbesondere »Billigprodukte«.

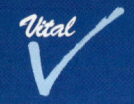

prozesse und gelangen so in das Endprodukt. Sie stehen im Verdacht, Leber- und Nierenkrebs hervorzurufen.

● **Bestrahlte Lebensmittel**
Zum Zwecke der Haltbarmachung werden Lebensmittel in anderen Ländern mit ionisierenden Strahlen behandelt. Diskutiert werden hierbei nachteilige qualitative Veränderungen der Lebensmittel wie Zerstörung von essentiellen Aminosäuren, Fettsäuren oder Vitaminen sowie die Entstehung toxikologisch bedenklicher Stoffe. Außerdem wird so oft eine Frische vorgetäuscht, die tatsächlich nicht existiert. Ob ein Lebensmittel bestrahlt ist oder nicht, kann man weder am Aussehen noch am Geruch oder Geschmack feststellen. Über eine Regelung zur Kennzeichnung solcher Produkte auf dem deutschen Markt besteht noch keine Einigkeit.

TIP:
Bevorzugen Sie frische, wenig verarbeitete, saisongerechte Produkte. Bei diesen ist eine Strahlenbehandlung überflüssig.

● **Gentechnisch erzeugte Lebensmittel**
Durch Manipulation am Erbgut lassen sich Lebensmittel nach Maß herstellen, indem die Eigenschaften von Nutzpflanzen und Nutztieren nach Plan verändert werden. Noch sind die Auswirkungen derartiger Manipulationen auf die menschliche Gesundheit nicht abzusehen.
Auf EU-Ebene herrscht derzeit ein Kennzeichnungsstreit für solche neuartigen Lebensmittel. Für den Verbraucher sind Gen-Lebensmittel daher in der Regel nicht gleich zu erkennen.

TIP:
Mit frischen, wenig verarbeiteten und saisongerechten Produkten aus der Region gehen Sie meist auf Nummer sicher. Je weniger ein Lebensmittel be- und verarbeitet ist, desto weniger muß auch mit »Qualität aus dem Genlabor« nachgeholfen werden.
Vorsicht ist immer geboten, wenn sich ein Nahrungsmittel »anders« als gewohnt verhält, also nicht mehr schimmelt, ranzig und braun wird.

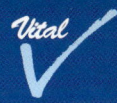

Für immer schlank mit dem 13-Punkte-Programm

1

Orientieren Sie sich anhand der folgenden Kalorientabellen über den Energiegehalt der Nahrungsmittel. Kaufen Sie kalorienarme Produkte, wenn Sie abnehmen wollen oder aus gesundheitlichen Gründen müssen. Spezielle Kalorienfallen sind gekennzeichnet. Wer jedoch zunehmen möchte, der sollte bevorzugt energiereiche Nahrungsmittel auswählen.

2

Augen auf beim Einkauf! Kaufen Sie Ihre Nahrungsmittel bewußt und sorgfältig ein. Vergessen Sie nie, einen Blick auf die Zutatenliste und das Haltbarkeitsdatum zu werfen.
Nur so wissen Sie, was Sie wirklich kaufen! Besonders wichtig ist dies bei Waren aus anderen EU-Ländern, die oft andere Zutaten als ein entsprechendes deutsches Produkt enthalten.
Auf (Halb-)Fertiggerichten finden Sie praktisch immer Angaben zu Nährwert und Zusammensetzung. Überprüfen Sie diese sorgfältig, und lassen Sie Produkte mit unklaren Verpackungstexten im Regal.

3

Der Hauptfeind der schlanken Linie ist Fett. Es besitzt nicht nur die höchste Energiedichte pro Bissen, meist ißt man davon auch zuviel. Forscher haben herausgefunden, daß das Sättigungszentrum im Gehirn langsamer auf Fette als auf Kohlenhydrate und Eiweiß reagiert. Meiden Sie daher fettreiche Speisen, und achten Sie auf versteckte Fette z. B. in Fleisch, Wurst, Schokolade, Sahne, Nüssen und Fettkäse.

4

Stellen Sie sich eine kalorienarme und abwechslungsreiche Kost zusammen. Kaufen Sie dafür nur hochwertige Nahrungsmittel, und essen Sie täglich Frischkost in Form von frischem Obst, Rohkost und Salaten, aber auch Gemüse und Kartoffeln. Sie aktivieren damit Ihre inneren Sensoren für das »Sattsein«.

5

Essen Sie so wenig Zucker und Süßigkeiten wie möglich.

6

Reduzieren Sie Ihren Fleischkonsum auf ein bis zwei Mahlzeiten pro Woche, und verzichten Sie weitgehend auf fettreiche Wurst- und Fleischwaren. Viele ernährungsab-

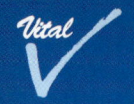

hängige Krankheiten wie Arteriosklerose oder Gicht gehen auf einen übermäßigen Verzehr von tierischem Eiweiß zurück.

7

Essen Sie vorwiegend Vollkornprodukte, also Vollkornbrot, Vollkornnudeln, Vollkorngebäck, Vollreis etc. Gegenüber den entsprechenden Produkten aus Weißmehl besitzen sie den Vorteil, reichlich Ballaststoffe, Vitamine und Mineralien zu enthalten und länger zu sättigen.

8

Essen Sie täglich genug hochwertiges Eiweiß, z. B. aus Milch und Milchprodukten, Kartoffeln, Vollgetreideprodukten, magerem Fleisch, Geflügel und Fisch, aber meiden Sie einseitige Eiweißkost.

9

Trinken Sie ausreichend, am besten zwei bis drei Liter täglich.

10

Verbannen Sie stark bearbeitete und veredelte Produkte von Ihrem Teller. Diese Produkte tricksen oft bewußt durch raffiniertes Geschmacks- und Geruchsdesign das Sättigungsgefühl aus. So ist es z. B. kein Problem, eine Tüte Kartoffelchips auf einmal zu verzehren; mit der gleichen Kalorienmenge in Form von Kartoffeln täte man sich schwerer.

11

Übertreiben Sie die Kalorienreduktion nicht. Wer täglich weniger als 1200 kcal (5000 kJ) zu sich nimmt, führt dem Körper zu wenig Vitamine, Mineralien und Spurenelemente zu. Besser ist es, den Organismus durch regelmäßigen Sport langfristig auf einen höheren Kalorienverbrauch einzustellen.

12

Seien Sie tolerant gegenüber Ihrem Körper. Menschen unterscheiden sich nicht nur in ihrer Augen- und Haarfarbe, sondern auch in den Stoffwechseleigenschaften. So verbrennt der eine seine Kalorien besser als ein anderer. Akzeptieren Sie, daß es genetisch programmierte Gewichtsunterschiede gibt.

13

Gelingt es Ihnen trotz aller Bemühungen nicht, Ihr Wunschgewicht zu erreichen, so lassen Sie sich von einem Arzt untersuchen. Möglicherweise leiden Sie an einer Stoffwechselstörung (z. B. der Schilddrüse), die für Ihr spezielles Gewichtsproblem verantwortlich ist.

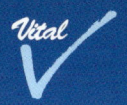

Hinweise zur Benutzung der Tabellen

Die Nährstoff- und Energie-angaben der Nahrungsmittel beziehen sich, wenn nicht anders angegeben, auf 100 g verzehrfähiges Produkt, also Gemüse geputzt, Obst ent-steint, Fleisch ohne Knochen, ausgenommenes Geflügel und ausgenommener Fisch. Mit diesen Angaben können Sie die ver-wendeten bzw. ver-zehrten Nährstoff-und Energiemengen berechnen.

Die farbig unterlegten Spalten garantieren ein schnelles Auffinden der benötigten Werte und sorgen für eine bessere Übersicht. Die Energiewerte (kcal und kJ) wurden auf ganze Zahlen gerundet, alle anderen Zahlen auf eine Stelle hinter dem Komma.

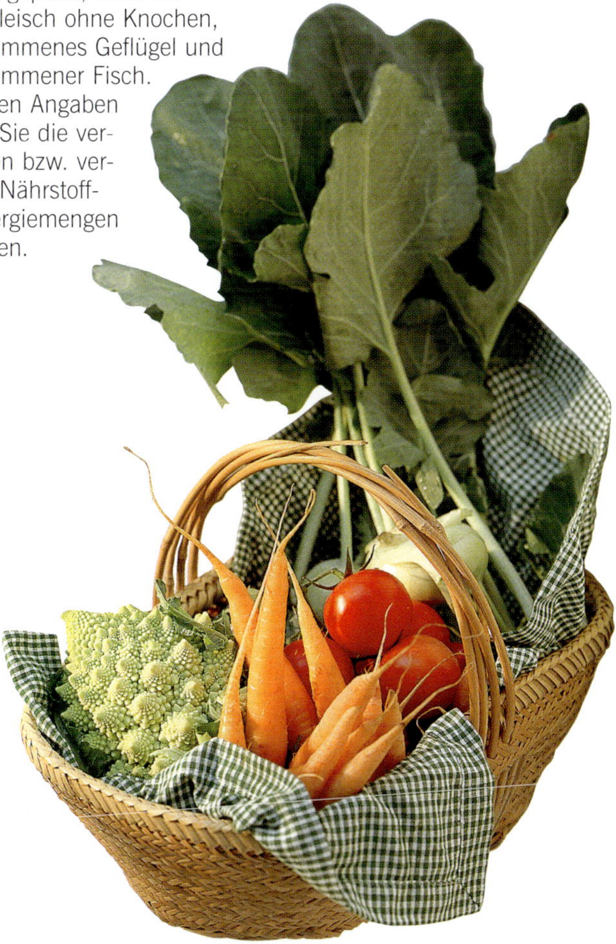

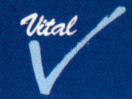

Fette, Öle und Mayonnaiseprodukte

Fette und Öle sind die Nahrungsmittel mit dem höchsten Kaloriengehalt.
Speisefette werden sowohl aus Pflanzen als auch aus Tieren gewonnen. Je nach der Art der in einem Fett enthaltenen Fettsäuren unterscheidet man gesättigte sowie einfach und mehrfach ungesättigte Fettsäuren.

Gesundheitsnutzen: Energiespender

Tierische Fette enthalten überwiegend gesättigte Fettsäuren und sind bei Raumtemperatur fest. Pflanzen- und Fischfette sind überwiegend ungesättigt und flüssig.
Im Gegensatz zu den gesättigten Fettsäuen kann der Körper mehrfach ungesättigte Fettsäuren gar nicht oder nur unter bestimmten Umständen und dann nur in sehr geringen Mengen selbst herstellen. Diese »essentiellen Fettsäuren« müssen daher mit der Nahrung aufgenommen werden. Günstig ist es, den Fettbedarf überwiegend aus Pflanzen- und Fischfett zu decken. Das Fett von Landtieren sollte nur in geringen Mengen gegessen werden.
Fett ist ein lebensnotwendiger Bestandteil der Ernährung. Aus den Fettsäuren werden Hormone, Botenstoffe des Immunsystems, Bausteine für Zellmembranen und Haut etc. hergestellt. Daneben enthalten Fette auch das lebenswichtige Vitamin E. So sollten regelmäßig Pflanzenöle (am besten in Salat) und Fisch gegessen werden.

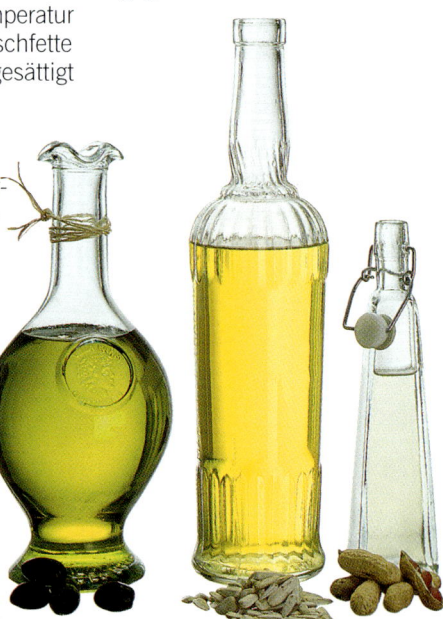

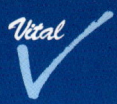

Achtung Kalorienfalle: Fritierte und panierte Speisen

Durch Fritieren und Panieren werden kalorienarme Fleisch- und Gemüsestücke ausnahmslos zu Dickmachern. Außerdem enthalten solche Speisen teilweise schädliche Verbindungen aus dem hocherhitzten Fett. Wenn Sie sich gesund ernähren und auf Ihr Gewicht achten wollen, sollten Sie solche Speisen aus der Ernährung verbannen.

Margarine ist ein Oberbegriff für ein Streichfett unterschiedlicher Qualität und unterschiedlichen Kaloriengehalts. Margarine wird aus Nichtbutterfetten tierischer und pflanzlicher Herkunft hergestellt. Durch verschiedene chemische Verfahren wie z. B. Härtung oder Umesterung und Zusatzstoffe wie Emulgatoren, Farb- und Aromastoffe läßt sich ein Streichfett für fast jeden Bedarf herstellen.

Während der Fettgehalt normaler Margarine mindestens 80 Prozent beträgt, enthält kalorienreduzierte Margarine nur 40 Prozent Fett. Jüngst sind die in der Margarine enthaltenen »Transfettsäuren«, chemisch »falsch geknickte« Fettsäuren, die sich bei der Herstellung (Härtung) bilden, in den Verdacht geraten, das Herzinfarktrisiko zu erhöhen.

Tips für Einkauf und Ernährung

1
Während die Fettzufuhr in Form von Pflanzenölen und Fisch gut kontrollierbar ist, treiben oft die »versteckten« Fette die Kalorienbilanz in die Höhe. Sie stecken in Fleisch- und Wurstwaren, Käse, Eiscreme, Gebäck, Süßigkeiten, Knabbererzeugnissen, Feinkostsalaten etc. Solche Produkte sollten Sie bewußt und sparsam essen.

2
Kaufen Sie Margarine nur aus schonender Herstellung (nicht gehärtet, nicht umgeestert).

3
Verwenden Sie nur kaltgepreßte Öle, die Sie kühl lagern und rasch verbrauchen.

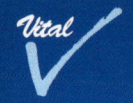

Lebensmittel (pro 100 g verzehrbarer Anteil)	Kilokalorie (kcal)	Kilojoule (kJ)	Eiweiß g	Fett g	mehrfach ungesättigte Fettsäuren g	Kohlenhydrate g	Ballaststoffe g
1. Tierische Fette							
Butter	754	3156	0,5	83,0	3,0	0,5	0
Kräuterbutter	662	2766	0,6	73,0	–	0,5	0
Milchhalbfett	385	1610	4,8	40,5	1,2	0,3	0
Butterschmalz	897	3752	0,3	99,5	3,7	0	0
Schweineschmalz	898	3756	0,1	99,7	11,3	0	0
Gänseschmalz	896	3747	+	99,5	10,9	0	0
Rindertalg	872	3647	0,8	96,5	5,0	0	0
Hammeltalg	747	3127	3,9	81,3	3,3	0	0
2. Pflanzliche Fette und Öle							
Pflanzenmargarine	722	3021	0,2	80,0	25,5	0,4	0
Halbfettmargarine	368	1540	1,6	40,0	17,5	0,4	0
Diätmargarine	722	3021	0,2	80,0	46,7	0,2	0
Maiskeimöl	899	3762	0	99,9	56,0	0	0
Pflanzenöl i. D.	899	3762	0	99,9	56,0	0	0
Sonnenblumenöl	898	3758	0	99,8	63,0	+	0
Sojaöl	899	3762	0	99,9	60,0	0	0
Erdnußöl	895	3746	0	99,4	31,0	0,2	0
Walnußöl	896	3749	0	99,5	70,8	–	0
Safloröl (Distelöl)	899	3761	0	99,9	75,0	0	0
Sesamöl	896	3747	0	99,5	43,2	–	0
Leinöl	896	3747	0	99,5	68,7	0	0
Olivenöl	897	3754	0	99,6	8,0	0,2	0
Palmkernfett	894	3741	0	99,3	–	0	0
Palmöl	898	3757	0	99,8	9,0	0	0
Kokosfett, gereinigt	894	3741	0	99,0	1,4	0	0

Lebensmittel (pro 100 g verzehrbarer Anteil)	Kilokalorie (kcal)	Kilojoule (kJ)	Eiweiß g	Fett g	mehrfach ungesättigte Fettsäuren g	Kohlenhydrate g	Ballaststoffe g
3. Mayonnaiseprodukte							
Mayonnaise (80 % Öl)	752	3146	1,9	81,6	–	2,1	0
Salatmayonnaise (50 % Öl)	499	2088	0,6	51,1	–	9,2	0
Salatcreme (37 % Öl)	396	1657	1,0	39,5	–	9,0	0
Remoulade (80 % Öl)	735	3075	1,3	80,0	–	2,4	0
Remoulade (50 % Öl)	480	2008	0,5	50,8	–	4,8	0

Zeichenerklärung
    – keine Daten verfügbar
    + in Spuren
 i. D. im Durchschnitt

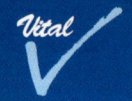

Hühnereier und Eiprodukte

Gesundheitsnutzen: Doping für Körper und Geist

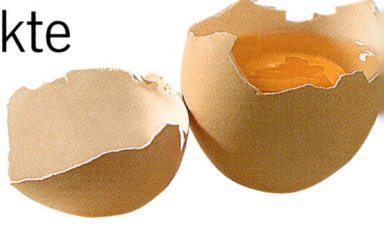

Hühnereier enthalten sowohl fett- als auch wasserlösliche Vitamine (Vitamin A, D, B_1, B_2, B_6, Folsäure), dazu hochwertiges Eiweiß, Fett und Mineralstoffe. Daneben finden sich im Ei wertvolle Spurenelemente: Kupfer, Mangan, Jod, Fluor.

Das Fett des Eidotters enthält überwiegend herzfreundliche Öl- und Linolsäure, daneben nervenstärkendes Lecithin und Kephalin. Eier sind so das ideale Stärkungsmittel bei erhöhten geistigen und nervlichen Anforderungen, z. B. bei Prüfungen, beruflichen Problemen und Streitigkeiten in der Familie.

Bedenklich erscheint lediglich der hohe Cholesteringehalt von rund 300 mg pro Ei. Nach neueren Erkenntnissen ist für die Höhe des Blutcholesterinspiegels jedoch nicht so sehr der absolute Cholesteringehalt der Ernährung, sondern der Gehalt an gesättigten Fettsäuren verantwortlich. Drei bis vier Eier pro Woche gelten daher als unschädlich.

Tips für Einkauf und Ernährung

1
Das Eiweiß ergänzt sich bei der biologischen Wertigkeit am besten in Kombination mit dem Eiweiß aus Kartoffeln oder Milchprodukten.

2
Wer auf den Cholesterinspiegel achten muß, sollte auch auf »versteckte« Eier in Teig- und Backwaren, Süßspeisen, Fertigsoßen u. ä. achten.

3
Wegen des Risikos einer Salmonelleninfektion sollten Eier immer gut durchgekocht werden. Vergewissern Sie sich bei Speisen aus rohen Eiern (z. B. Tiramisu), daß sie aus pasteurisierten Fertigprodukten hergestellt sind.

4
Ein frisches Ei geht in Wasser unter, besitzt ein zähes Eiklar und einen prallen Dotter.

Lebensmittel (pro 100 g verzehrbarer Anteil)	Kilokalorie (kcal)	Kilojoule (kJ)	Eiweiß g	Fett g	mehrfach ungesättigte Fettsäuren g	Kohlenhydrate g	Ballaststoffe g
Hühnerei							
Vollei, frisch	159	665	12,9	11,7	1,7	0,6	0
Gew. Kl. XL, 75 g	107	448	8,6	7,8	–	0,4	0
Gew. Kl. L, 68 g	100	418	8,1	7,4	–	0,4	0
Gew. Kl. M, 60 g	91	381	7,4	6,7	–	0,3	0
Gew. Kl. S, 52 g	83	347	6,7	6,1	0,9	0,3	0
Eigelb, frisch	353	1476	16,1	31,9	4,5	0,3	0
Eiklar, frisch	48	202	10,9	0,2	+	0,7	0
Eigelb, mittelgroß, ca. 19 g	68	285	3,1	6,1	0,9	0,1	0
Eiklar, mittelgroß, ca. 33 g	16	67	3,6	0,1	+	0,2	0
Vollei getrocknet	571	2389	46,2	41,9	5,6	2,2	0
Eigelb, getrocknet	681	2849	31,1	61,6	8,7	0,6	0
Eiklar, getrocknet	352	1473	79,4	1,5	+	5,1	0

Zeichenerklärung
- keine Daten verfügbar
+ in Spuren

Hinweis:
Bei dem angegebenen Gewicht der Hühnereier muß von einem Schalenanteil von 5 bis 6 Gramm pro Ei ausgegangen werden. Ein Ei der Gewichtsklasse S, das weniger als 53 Gramm wiegt, enthält demnach nur etwa 48 Gramm verzehrbaren Ei-Anteil. Die Nährstoffangaben beziehen sich auf das Gewicht ohne Schale.

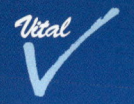

Milch und Milchprodukte

Milch und Milchprodukte sind hochwertige Nahrungsmittel, die regelmäßig konsumiert werden sollten.

Der empfohlene Tagesbedarf an Milch beträgt 0,25 bis 0,5 Liter. Milchprodukte sind aus Milch oder Milchbestandteilen hergestellte Erzeugnisse, z.B. Joghurt, Kefir, Buttermilch, Kakaotrunk, Sahneerzeugnisse, Dauermilcherzeugnisse, Milchmischerzeugnisse. Vor allem in letzteren sind die wertgebenden Bestandteile der Milch durch Zusätze wie Kakao, Honig, Früchte, Obstsäfte, Nüsse, Ballaststoffe »verdünnt«.

Gesundheitsnutzen: Fit- und Jungmacher

Das Milcheiweiß enthält alle essentiellen (vom Körper nicht herstellbaren) Aminosäuren, das Milchfett ist leicht verdaulich, und der Milchzucker trägt zur Regulierung der Darmfunktion bei. Ferner enthält Milch neben zahlreichen Spurenelementen insbesondere die Mineralien Kalzium, Kalium und Natrium.

Ein Liter Milch liefert 1250 mg Kalzium und deckt damit den Tagesbedarf eines durchschnittlichen Erwachsenen zu 150 Prozent. Milch ist somit unser wichtigster Kalziumlieferant. In der Milch kommen neben geringen Mengen an den fettlöslichen Vitaminen A, D und E sämtliche wasserlöslichen Vitamine vor.

Daneben enthalten Milch und Milchprodukte die in Nahrungsmitteln relativ selten vorkommende Orotsäure (60–130 mg/l), eine wasserlösliche Verbindung, die im Körper an der Erneuerung der Erbsubstanz in den Zellen beteiligt ist. Orotsäure gilt als Jungmacher für besonders aktive Organe des Körpers (Gehirn, Leber, Herz) und ist

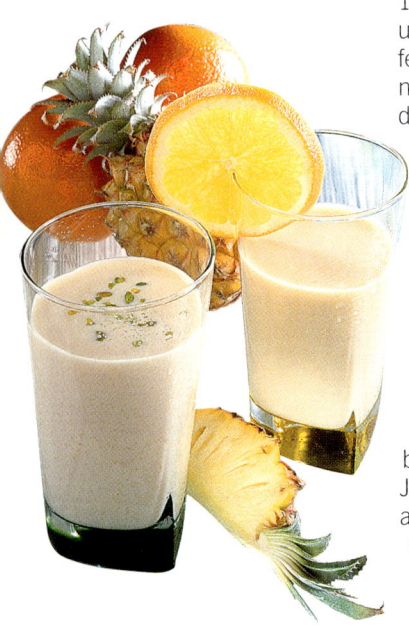

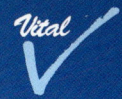

daher Bestandteil verschiedener Medikamente zur Behandlung von Altersbeschwerden (Geriatrika).

Tips für Einkauf und Ernährung

1
Bevorzugen Sie fettarme Produkte. Vollmilch enthält 3,5 Prozent Fett, fettarme Milch 1,5 bis 1,8 Prozent, Magermilch weniger als 0,3 Prozent.
Die fettarmen Produkte entsprechen den fettreicheren hinsichtlich Eiweiß, Zucker, Mineralien und Spurenelementen. Sie enthalten lediglich weniger Fett und die fettlöslichen Vitamine A und D. Sofern diese Vitamine durch andere Lebensmittel ausreichend zugeführt werden, sind fettarme Milch und Milchprodukte ideale kalorienarme und gesunde Nahrungsmittel.

2
Sauerprodukte (Joghurt, Kefir, Dickmilch) sind durch bestimmte Bakterien dickgelegte Milchprodukte. Achten Sie darauf, daß sie einen möglichst hohen Gehalt an rechtsdrehender [L(+)] Milchsäure enthalten, die für den Organismus günstiger ist. Bevorzugen Sie auch hier fettarme Produkte!

3
Sahne und Butter sind Milchprodukte mit sehr hohen Fettgehalten. Sie sollten nur sparsam verzehrt werden.
Sahne enthält verglichen mit Vollmilch bis zu 30 Prozent weniger Mineralien, Spurenelemente und wasserlösliche Vitamine. Dafür sind die fettlöslichen Vitamine auf etwa das Zehnfache angereichert.

4
Buttermilch und Molke sind wertvolle und kalorienarme Milchprodukte und ein idealer Snack für zwischendurch.

5
Damit das Kalzium der Milch optimal in den Körper aufgenommen werden kann, ist Vitamin D (z. B. aus Fisch und Eiern) nötig. Die beste Vitamin D-Quelle ist ein täglicher Spaziergang im (Sonnen)licht.

6
Milchimitate sind Produkte, bei denen Milchfett und/oder Milcheiweiß ganz oder teilweise durch anderes Fett und Eiweiß ersetzt sind (z. B. Kaffeeweißer, Dessertschäume). Als Ersatz für das wertvolle Milchfett dienen vorwiegend billigere pflanzliche Rohstoffe, z.B. Sonnenblumen- oder Palmkernöl. Zusätzlich enthalten solche

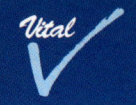

Imitate noch jede Menge an »Schönungsmitteln« wie Stabilisatoren, Emulgatoren, Konservierungs- und Farbstoffe, sie sind also ein wahrer »Fremdstoffcocktail«. Derartige Produkte sind keine Alternative zu Milchprodukten, sondern eine eigene Produktkategorie, meist kalorienreich und in ihrer Zusammensetzung oft undurchschaubar.

7
Milchsubstitutionsprodukte oder Milchersatzprodukte sind Erzeugnisse, die aus anderen Stoffen als Milch bestehen (zumeist aus Soja hergestellt) und entweder als Produkte aus anderen Kulturkreisen auf dem hiesigen Markt eingeführt wurden oder in Reformhäusern für Verbraucher mit besonderen Kostanforderungen (Allergiker) angeboten werden. Beispiele hierfür sind Tofu, Sojadrinks, Sojajoghurts, Sojafleisch und Sojadesserts. Sie gelten nicht als Imitate, sind meist ausreichend deutlich gekennzeichnet und werden nur in speziellen Läden verkauft.

Achtung Kalorienfalle: Fruchtjoghurt und Kinderprodukte

Regelrechte Kalorienmogelpackungen sind Joghurtsorten mit Fruchtzubereitungen und Milchmischerzeugnisse. So kann ein handelsüblicher Fruchtjoghurt bis zu 24 g Zucker pro Portionsbecher enthalten. Das entspricht der Menge von rund acht (8 !) Stücken Würfelzucker. Gesünder und kalorienärmer ist ein Naturjoghurt mit frischen Früchten. Entsprechendes gilt auch für Milchmischerzeugnisse, die Sie oftmals unter recht exotischen Phantasiebezeichnungen im Handel erhalten und die nicht selten speziell für Kinder bestimmt sind. Sie enthalten überwiegend zuviel Zucker und Fett und sind dadurch meist regelrechte Kalorienbomben. Lesen Sie sorgfältig die Packungsangaben, und vergleichen Sie sie mit denen von Naturjoghurt. Sie werden Ihren Kindern dann wohl kaum noch ein solches Produkt kaufen wollen.

Lebensmittel (pro 100 g verzehrbarer Anteil)	Kilokalorie (kcal)	Kilojoule (kJ)	Eiweiß g	Fett g	mehrfach ungesättigte Fettsäuren g	Kohlenhydrate g	Ballaststoffe g
1. Milch und Trockenmilch							
Frauenmilch	67	280	1,2	3,7	0,4	7,1	0
Kuhmilch,							
H-Milch, 3,5 % Fett	64	268	3,3	3,5	0,1	4,8	0
H-Milch, 1,5 % Fett	47	197	3,4	1,5	0,1	4,9	0
H-Milch, mager	35	146	3,5	0,1	+	4,9	0
Rohmilch (Vorzugsmilch)	67	280	3,3	3,8	0,2	4,8	0
pasteurisiert, nat. Fettgehalt	67	280	3,3	3,8	0,2	4,8	0
pasteurisiert, 3,5 % Fett	64	268	3,3	3,5	0,1	4,8	0
pasteurisiert, 1,5% Fett	47	197	3,4	1,5	0,1	4,9	0
Magermilchpulver	356	1490	35,5	0,9	–	51,5	0
Vollmilchpulver	490	2050	25,3	26,3	0,8	38,0	0
Schafmilch	104	435	5,5	7,0	0,2	4,7	0
Stutenmilch	47	197	2,2	1,5	–	6,2	0
Ziegenmilch	70	293	3,4	4,3	0,1	4,4	0
2. Milchprodukte							
Buttermilch,	34	142	3,2	0,5	+	3,5	0
Reine	38	159	3,5	0,6	+	4,0	0
Frucht-	63	264	2,9	0,6	+	10,8	0
Multivitamin-	64	268	2,7	0,1	+	12,5	0
Pulver	376	1573	34,9	6,0	0,2	44,6	0
Crème double	418	1749	3,1	43,1	1,7	4,5	0
Crème fraîche	318	1331	3,3	32,0	1,3	3,6	0
Dickmilch,							
Sahne-, 10 % Fett	120	502	3,1	10,0	0,4	3,7	0
3,5 % Fett	64	268	3,3	3,5	0,1	4,0	0
1,5 % Fett	46	193	3,4	1,5	+	4,1	0
mager	34	142	3,4	0,1	0	4,2	0
Diätfruchtjoghurt,							
mit Vitaminen, 3,5 % Fett	70	293	2,9	3,5	0,1	6,1	0
1,5 % Fett	50	209	3,3	1,2	+	5,9	0
mager	42	176	3,9	0,2	+	5,5	0

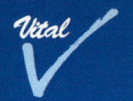

Lebensmittel (pro 100 g verzehrbarer Anteil)	Kilokalorie (kcal)	Kilojoule (kJ)	Eiweiß g	Fett g	mehrfach un-gesättigte Fett-säuren g	Kohlenhydrate g	Ballaststoffe g
Diätfruchtjoghurt,							
mit Müsli, 1,5 % Fett	96	402	4,7	3,5	0,2	10,9	0,5
Fruchtjoghurt,							
Sahne-, 10 % Fett	144	602	2,7	8,7	0,4	13,0	0
3,8 % Fett	98	410	2,9	3,4	0,1	13,3	0
3,5 % Fett	95	397	2,9	3,1	0,1	13,3	0
1,5 % Fett	78	327	3,0	1,3	+	13,6	0
mager	69	289	3,0	0,1	–	13,5	0
1,5 % Fett, mit Nußmüsli	96	402	2,8	1,7	0,1	15,8	0,5
Joghurt, natur,							
Sahne-, 10 % Fett	120	502	3,1	10,0	0,4	3,7	0
3,8 % Fett	66	276	3,3	3,8	0,2	4,0	0
3,5 % Fett	64	268	3,3	3,5	0,1	4,0	0
1,5 % Fett	46	192	3,4	1,5	+	4,1	0
mager	34	142	3,4	0,1	+	4,2	0
mager, gerührt	37	155	3,9	0,2	+	4,2	0
Kefir, natur,							
1,5 % Fett	46	193	3,4	1,5	0,1	4,1	0
3,5 % Fett	64	268	3,3	3,5	0,1	4,0	0
Sahne-, 10 % Fett	125	523	3,7	10,0	0,4	4,4	0
Kefir, Frucht-, 1,5 % Fett	81	339	2,9	1,3	+	13,8	0
Kondensmilch,							
7,5 % Fett	132	552	6,5	7,7	0,3	9,7	0
10 % Fett	175	732	8,8	10,0	0,4	12,5	0
Milchmischgetränk,							
mit Frucht (1,5 % Fett)	78	326	3,2	1,4	+	13,1	0
Schoko- (1,5 % Fett)	61	255	3,5	1,6	+	8,2	0
Schoko- (3,5 % Fett)	78	326	3,5	3,5	0,1	8,1	0
Milchpudding	109	456	2,7	2,9	0,1	17,9	0
Milchreis (Dessert), i.D.,	122	510	3,6	2,5	0,1	21,2	0,5
Diät-, i.D.	70	293	3,9	0,8	+	11,7	0
Moccajoghurt, 3,5 % Fett	106	444	3,8	3,5	0,1	14,3	0
Molke,							
Süß-	24	100	0,6	0,2	–	4,8	0
Sauer-	23	96	0,6	0,2	–	4,2	0

Lebensmittel (pro 100 g verzehrbarer Anteil)	Kilokalorie (kcal)	Kilojoule (kJ)	Eiweiß g	Fett g	mehrfach un-gesättigte Fett-säuren g	Kohlenhydrate g	Ballaststoffe g
Molke,							
Kur-	36	151	3,0	0	–	5,2	0
Fruchtgetränk	52	218	0,4	0	–	12,0	0
Diätfruchtgetränk	28	117	0,4	0	–	6,0	0
Molkenpulver	350	1464	10,9	1,1	–	72,8	0
Müslijoghurt, 1,5 % Fett	102	427	3,6	1,4	+	18,4	0,5
Nußjoghurt, 3,5 % Fett	95	397	2,9	3,1	0,1	13,3	0
Sahne,							
sauer, 10 % Fett	118	494	3,1	10,0	0,4	3,3	0
sauer, 18 % Fett	188	787	2,9	18,0	0,7	3,0	0
sauer, 24 % Fett	243	1017	2,7	24,0	0,9	3,4	0
Kaffeesahne, 12 % Fett	136	569	3,0	12,0	0,5	3,9	0
Schlagsahne, 30 % Fett	293	1226	2,5	30,0	1,2	3,2	0
Schlagsahne, 36 % Fett	345	1443	2,3	36,0	1,4	3,0	0
Sprühsahne, 30 % Fett	312	1305	2,4	30,0	1,2	8,2	0
Schafmilchjoghurt, 6 % Fett	94	393	5,5	6,0	0,2	3,8	0
Vanillejoghurt, 3,5 % Fett	95	397	3,8	3,0	0,1	12,6	0
Ymer	74	310	6,0	3,5	0,1	4,0	0

Zeichenerklärung
- – keine Daten verfügbar
- + in Spuren
- i. D. im Durchschnitt

Hinweis:
Bei den Milchprodukten mit Zusätzen bezieht sich der hinter dem Produktnamen angegebene Fettgehalt auf den Milchanteil. Diätjoghurts sind mit Süßstoff, Diabetikerzucker oder Zuckeraustauschstoff gesüßt und für Diabetiker geeignet. Beachten Sie die Hinweise auf dem Etikett und bei Übergewicht auch den Fettgehalt.

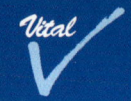

Käse

Der Fettgehalt eines Käses entscheidet über seinen Geschmack und Kaloriengehalt. Je mehr Fett ein Käse enthält, desto besser schmeckt er vielen Menschen, desto höher ist aber auch sein Nährwert.

Gesundheitsnutzen: Eiweiß fürs Wohlbefinden

Käse ist ein wichtiger Eiweißlieferant, der das Eiweiß von Fleisch und Fisch ersetzen kann. Besonders reichlich kommt im Käseeiweiß (insbesondere Hartkäse) die Aminosäure Tryptophan vor, aus der spezielle Gehirnbotenstoffe für gute Laune und Wohlbefinden hergestellt werden.

Käse enthält fast alle in der Milch vorhandenen Mineralstoffe; einige Vitamine (A, D) sind durch die Fettanreicherung in den entsprechenden Käsesorten vermehrt. Magere Sorten enthalten praktisch keine fettlöslichen Vitamine. Mit Lab hergestellte Käse (Süßmilchkäse, z.B. Weich-, Schnitt- und Hartkäse) enthalten viel Kalzium, da das in der Milch enthaltene Kalzium bei der Labgerinnung mitgefällt wird, bzw. sogar Kalzium zugesetzt wird. Bei Sorten, die durch Milchsäuregerinnung hergestellt werden (Sauermilchkäse, z.B. Frischkäse, Quark, Harzer), geht das Kalzium überwiegend in die Molke. So enthalten z.B. 100 g Rahmfrischkäse durchschnittlich 100 mg Kalzium, während die gleiche Portion Emmentaler 1020 mg Kalzium aufweist.

Schmelzkäse wird aus Käseresten unter Zusatz von Schmelzsalzen (Phosphate) hergestellt. Eine übermäßige Phosphatzufuhr kann zu Knochenentkalkung führen. Eine kleine Käseecke zu 30g deckt bereits ein Drittel des Tagesbedarfs an Phosphat. Schmelzkäse sollte daher nicht allzu häufig gegessen werden.

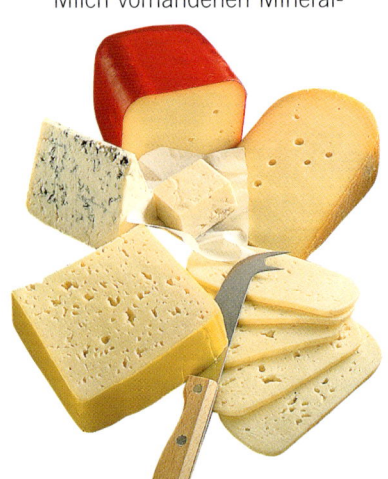

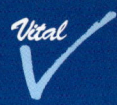

Tips für Einkauf und Ernährung

1
Nach der Käseverordnung wird der Fettgehalt auf der Basis der Trockenmasse berechnet (= Käse ohne Wasser, F. i. Tr.) Diese Berechnung ermöglicht einen objektiven Vergleich der einzelnen Käsesorten. Der absolute Fettgehalt ist nämlich leicht manipulierbar. Man unterscheidet folgende Fettgehaltsstufen in Prozent Fett in der Trockenmasse:

Doppelrahmstufe
60 bis 85 Prozent

Rahmstufe
50 bis 59 Prozent

Vollfettstufe
45 bis 49,5 Prozent

Fettstufe
40 bis 44,9 Prozent

Dreiviertelfettstufe
30 bis 39,9 Prozent

Halbfettstufe
20 bis 29,9 Prozent

Viertelfettstufe
10 bis 19,9 Prozent

Magerstufe
0 bis 9,9 Prozent

Grob geschätzt beträgt der absolute Fettanteil im allgemeinen etwa die Hälfte des angegebenen Fettgehalts in der Trockenmasse. Lassen Sie sich hier nicht durch geschickte Werbung irreführen! Steht z.B. auf der Verpackung eines Edamers 15 Prozent Fett absolut, so entspricht das einem Fettgehalt i.Tr. von 30 Prozent und damit einer Dreiviertelfettstufe. Für eine kalorienbewußte Ernährung sollten Käsesorten aus den Kategorien Mager-, Viertelfett- und Halbfettstufe bevorzugt werden. Am kalorienärmsten und preiswertesten ist Sauermilchkäse. Manche Sorten enthalten allerdings relativ viel Salz.

2
Bei der Reifung entstehen in manchen Käsesorten »biogene Amine«, spezielle Eiweißabbauprodukte, die blutdrucksteigernd bzw. allergieauslösend wirken können. Bedenklich ist dies nur für Menschen, die Blutdrucksenker einnehmen, oder für Allergiker. Typische Käsesorten hierfür sind Camembert, Brie, Emmentaler, Cheddar und Roquefort.

3
Kaufen Sie bevorzugt Käse ohne Plastikfolien. Immer wieder werden Bedenken geäußert, daß Kunststoffbestandteile (Polyvinylchlorid) in den Käse übertreten können.

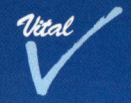

Lebensmittel (pro 100 g verzehrbarer Anteil)	Kilokalorie (kcal)	Kilojoule (kJ)	Eiweiß g	Fett g	mehrfach ungesättigte Fettsäuren g	Kohlenhydrate g	Ballaststoffe g

1. Frischkäse

Speisequark,							
Sahne-, 40% F.i.Tr.	144	602	9,0	10,3	0,4	3,2	0
20% F.i.Tr.	100	418	10,8	4,4	0,2	3,6	0
mager	70	293	12,3	0,2	+	4,1	0
mit Kräutern, 40% F.i.Tr.	146	611	9,7	10,2	0,4	3,2	+
mit Kräutern, 20% F.i.Tr.	100	418	8,1	5,3	0,3	4,2	+
mit Früchten, 20% F.i.Tr.	125	523	9,2	3,7	–	13,1	+
Diät-, mager	52	218	7,0	0,2	–	5,0	0
Frischkäse,							
Rahm-, 50% F.i.Tr.	189	791	9,3	15,3	0,6	3,0	0
Doppelrahm, 60% F.i.Tr.	253	1059	8,5	23,0	1,1	2,4	0
Doppelrahm, 70% F.i.Tr..	312	1305	8,0	30,0	1,2	2,0	0
-creme, mager	59	247	8,0	1,0	+	3,8	0
-zubereitung, 20% F.i.Tr.	125	523	13,5	6,0	0,2	3,5	0
-zubereitung, 50% F.i.Tr.	185	774	8,5	15,0	0,6	3,0	0
mit Kräutern, 60% F.i.Tr.	251	1049	8,5	23,0	1,0	2,4	0
Körniger, 20% F.i.Tr.	100	418	10,0	5,0	0,1	3,0	0
Mascarpone	460	1925	4,6	47,5	1,9	3,6	0
Mozzarella, 45% F.i.Tr.	255	1067	18,6	19,8	0,5	+	0
Robiola, 75% F.i.Tr.	335	1402	7,0	33,0	1,3	1,9	0
Schafkäse 40% F.i.Tr.	219	916	18,4	16,0	0,6	+	0
Schafkäse, 45% F.i.Tr.	239	1000	17,0	18,8	0,7	+	0
Schichtkäse, 10% F.i.Tr.	82	343	11,6	2,0	0,1	3,8	0
Schichtkäse, 20% F.i.Tr.	100	418	10,8	4,4	0,2	3,6	0
Schichtkäse, 40% F.i.Tr.	147	615	9,7	10,3	0,4	3,2	0
Ziegenkäse, 45% F.i.Tr.	184	771	11,0	14,0	0,6	3,0	0
Zottarella	254	1063	21,4	18,7	0,5	0,3	0

2. Käse (gereifter Käse)

Hartkäse, Reibe- und Streukäse

Allgäuer Hartkäse, 45% F.i.Tr.	387	1619	28,9	30,0	1,2	0	0
Allgäuer Hartkäse, 30% F.i.Tr.	287	1201	31,0	18,0	0,7	0	0

Lebensmittel (pro 100 g verzehrbarer Anteil)	Kilokalorie (kcal)	Kilojoule (kJ)	Eiweiß g	Fett g	mehrfach un-gesättigte Fett-säuren g	Kohlenhydrate g	Ballaststoffe g
Bergkäse, 50 % F. i. Tr.	394	1648	27,1	31,6	1,2	0	0
Cheddar (Chester), 50 % F. i. Tr.	397	1661	25,4	32,4	1,3	0	0
Emmentaler, 45 % F. i. Tr.	387	1619	28,9	30,0	1,2	0	0
Greyerzer (Gruyère), 45 % F. i. Tr.	387	1619	28,9	30,0	1,7	0	0
Hobelkäse, 50 % F. i. Tr.	475	1987	33,0	38,0	1,5	0	0
Parmesan, 32 % F. i. Tr.	358	1498	38,5	22,5	0,9	0	0
Provolone, 45 % F. i. Tr.	365	1527	26,3	28,9	0,9	0	0
Reibekäse, 45 % F. i. Tr.	387	1619	28,9	30,0	1,2	0	0
Sbrinz, 45 % F. i. Tr.	426	1782	32,0	33,0	1,5	0	0
Schnittkäse							
Appenzeller, 50 % F. i. Tr.	390	1632	25,4	31,6	1,3	0	0
Balsfjord, 45 % F. i. Tr.	347	1452	25,0	27,0	0,9	0	0
Bavaria blue, 70 % F. i. Tr.	414	1732	13,2	40,0	1,6	0	0
Bleu d´Auvergne, 50 % F. i. Tr.	360	1506	22,9	29,6	1,2	0	0
Bleu de Bresse, 50 % F. i. Tr.	360	1506	22,9	29,6	1,2	0	0
Butterkäse, 30 % F. i. Tr.	246	1029	26,3	15,4	0,6	0	0
Butterkäse, 45 % F. i. Tr.	301	1259	21,7	23,5	0,9	0	0
Butterkäse, 50 % F. i. Tr.	318	1331	19,4	26,5	1,1	0	0
Butterkäse, 60 % F. i. Tr.	385	1611	17,0	34,7	1,4	0	0
Butterkäse, Ziegen-, 48 % F. i. Tr.	332	1389	21,6	27,0	0,7	0	0
Cambozola, 70 % F. i. Tr.	414	1732	13,2	40,0	1,6	0	0
Danablu, 50 % F. i. Tr.	360	1506	22,9	29,6	1,2	0	0
Danbo, 40 % F. i. Tr.	329	1377	24,1	25,4	1,0	0	0
Edamer, 30 % F. i. Tr.	257	1075	27,3	16,0	0,6	0	0
Edamer, 40 % F. i. Tr.	303	1268	24,8	22,3	1,0	0	0
Esrom, 45 % F. i. Tr.	301	1259	21,7	23,5	1,0	0	0
Fontina, 45 % F. i. Tr.	329	1377	25,0	25,0	1,0	0	0
Freiburger Vacherin, 50 % F. i. Tr.	357	1494	25,6	28,0	1,1	0	0
Geheimratskäse, 50 % F. i. Tr.	358	1498	22,2	29,6	1,1	0	0
Gouda, 48 % F. i. Tr.	346	1448	22,7	28,0	1,1	0	0
Hardanger (Ziegenkäse)	340	1423	25,0	26,3	0,7	0	0
Havarti, 45 % F. i. Tr.	328	1372	24,1	25,4	1,0	0	0
Jarlsberg, 45 % F. i. Tr.	352	1473	26,7	26,9	1,1	0	0
Maasdamer, 45 % F. i. Tr.	356	1450	25,9	27,6	1,1	0	0
Pyrenäenkäse, 50 % F. i. Tr.	359	1502	22,3	29,6	1,2	0	0

Lebensmittel (pro 100 g verzehrbarer Anteil)	Kilokalorie (kcal)	Kilojoule (kJ)	Eiweiß g	Fett g	mehrfach un-gesättigte Fett-säuren g	Kohlenhydrate g	Ballaststoffe g
Raclette, 48 % F. i. Tr.	346	1448	22,7	28,0	1,1	0	0
Roquefort, 52 % F. i. Tr.	374	1565	21,0	32,0	0,8	0	0
Tête de Moine, 50 % F. i. Tr.	388	1623	24,5	32,0	1,3	0	0
Tilsiter, 45 % F. i. Tr.	328	1372	24,1	25,4	0,1	0	0
Tilsiter, 50 % F. i. Tr.	359	1502	22,3	29,6	1,2	0	0
Trappistenkäse, 45 % F. i. Tr.	345	1443	25,1	26,8	1,1	0	0
Wilstermarschkäse, 50 % F. i. Tr.	359	1500	22,3	29,6	1,2	0	0
Ziegenkäse, 48 % F. i. Tr.	355	1485	23,8	28,5	0,7	0	0
Ziegenkäse, 45 % F. i. Tr.	313	1310	22,9	24,4	0,6	0	0
Weichkäse (mit Innen- und/oder Außenschimmel)							
Bresso, 70 % F. i. Tr.(U)	419	1753	13,7	40,5	1,6	0	0
Brie, 45 % F. i. Tr.	281	1176	21,0	21,8	0,9	0	0
Brie, 50 % F. i. Tr.	315	1318	21,1	25,5	1,0	0	0
Brie, 60 % F. i. Tr.	367	1536	16,8	33,2	1,3	0	0
Camembert, 60 % F. i. Tr.	367	1536	16,8	33,2	1,3	0	0
Camembert, 50 % F. i. Tr.	315	1318	21,1	25,5	1,0	0	0
Camembert, 45 % F. i. Tr.	281	1176	21,0	21,8	0,9	0	0
Camembert 40 % F. i. Tr.	257	1075	22,0	18,7	0,7	0	0
Camembert, 30 % F. i. Tr.,	207	866	22,8	12,8	0,5	0	0
Back-, 45 % F. i. Tr.	306	1280	19,0	17,0	0,7	19,0	0
Edelpilzkäse, 45 % F. i. Tr.	284	1188	18,5	23,0	0,9	0	0
Edelpilzkäse, 60 % F. i. Tr.	430	1799	19,1	39,1	1,6	0	0
Edelpilzkäse, 70 % F.i.Tr.	463	1937	14,6	44,7	1,6	0	0
Gorgonzola, 50 % F. i. Tr.	315	1315	21,1	25,5	1,0	0	0
Limburger, 20 % F. i. Tr.	188	787	26,4	9,0	0,4	0	0
Limburger, 40 % F. i. Tr.	272	1138	23,2	19,7	0,8	0	0
Limburger, 50 % F. i. Tr.	316	1322	20,0	26,0	0,9	0	0
Münster, 45 % F. i. Tr.	295	1234	21,6	23,0	0,9	0	0
Münster, 50 % F. i. Tr.	316	1322	20,0	26,0	1,1	0	0
Romadur, 20 % F. i. Tr.	188	787	26,4	9,0	0,4	0	0
Romadur, 40 % F. i. Tr.	272	1138	23,2	19,7	0,8	0	0
Romadur, 60 % F. i. Tr.	382	1598	17,0	34,7	1,4	0	0
Weichkäse, 60 % F. i. Tr.	367	1536	16,8	33,2	1,3	0	0
Weichkäse, 70 % F. i. Tr.	414	1732	13,2	40,0	1,6	0	0

Lebensmittel (pro 100 g verzehrbarer Anteil)	Kilokalorie (kcal)	Kilojoule (kJ)	Eiweiß g	Fett g	mehrfach un- gesättigte Fett- säuren g	Kohlenhydrate g	Ballaststoffe g
Weinkäse, 20 % F. i. Tr.	196	820	27,6	9,3	0,4	0	0
Weinkäse, 45 % F. i. Tr.	295	1236	21,6	23,0	0,9	0	0
Weißlacker, 45 % F. i. Tr.	294	1230	20,8	23,0	0,9	0	0
Weißlacker, 50 % F. i. Tr.	327	1368	20,0	27,0	1,1	0	0
Ziegenkäse, 45 % F. i. Tr.	281	1176	21,0	21,8	0,3	0	0
Ziegenkäse, 60 % F. i. Tr.	367	1535	16,8	33,2	0,9	0	0

Sauermilch- und Molkenkäse

Gjetost, 35 % F. i. Tr.	454	1900	12,0	28,7	1,2	36,1	0
Mainzer Handkäse, Korbkäse, Quargel, Harzer Käse, 2 % F. i. Tr.	129	540	30,0	0,7	+	0	0

Schnittfester Schmelzkäse

Schmelzkäse,

mit 20 % F. i. Tr.	222	929	27,0	12,0	0,5	1,0	0
mit 30 % F. i. Tr.	219	916	14,8	13,6	0,5	8,9	0
mit 45 % F. i. Tr.	298	1247	20,0	24,0	1,0	0	0
mit 50 % F. i. Tr.	347	1452	17,0	29,0	1,2	4,0	0
geräuchert	308	1289	16,6	24,0	1,0	5,9	0

Streichfähiger Schmelzkäse

Käseecke, 20 % F. i. Tr.	190	795	17,0	10,0	0,4	7,5	0
Käseecke, 30 % F. i. Tr.	211	883	15,0	14,0	0,6	5,7	0
Käseecke, 40 % F. i. Tr.	253	1059	15,0	19,0	0,8	5,0	0
Käseecke, 45 % F. i. Tr.	290	1213	15,7	22,3	0,9	6,3	0
Käseecke, 50 % F. i. Tr.	321	1343	12,0	27,2	1,1	6,7	0
Käseecke, 60 % F. i. Tr.	340	1423	10,3	31,5	1,3	3,4	0
Kochkäse, 10 % F. i. Tr.	103	431	14,7	3,0	0,1	3,8	0
Kochkäse, 20 % F. i. Tr.	125	523	13,8	5,9	0,2	3,7	0

Zeichenerklärung
 – keine Daten verfügbar
 + in Spuren

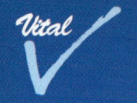

Fleisch, Fleischerzeugnisse und Fleischdelikatessen

Gutes Fleisch kann der Verbraucher an der Farbe, dem Fett und der Konsistenz erkennen. Die Farbe des Fleisches ist bei jungen Tieren heller als bei älteren.

Gesundheitsnutzen: Eiweiß- und Eisenlieferant

Die wertgebenden Bestandteile des Fleisches sind sein hoher Gehalt an hochwertigem Eiweiß und an B-Vitaminen. Das Fleischfett ist dagegen wegen seines beachtlichen Gehalts an Cholesterin und gesättigten Fettsäuren eher unerwünscht. Verzehren Sie Fleisch deshalb nicht in zu großen Mengen.

Menschen mit (Neigung zu) Gicht sollten wegen des hohen Puringehalts auf Innereien verzichten.
Wurst ist ein Fleischerzeugnis, das aus zerkleinertem Fleisch, Fettgewebe, Zusatzstoffen und Gewürzen besteht.
Bei der Wurstherstellung werden selten die besten Fleischteile verwendet. Ferner enthalten Würste größere Mengen an Hilfsstoffen wie Umröte- und Konservierungsstoffen, Antioxidantien, Geschmacksverstärkern oder Kutterhilfsmitteln. Nicht alle diese Zusatzstoffe müssen gekennzeichnet werden.

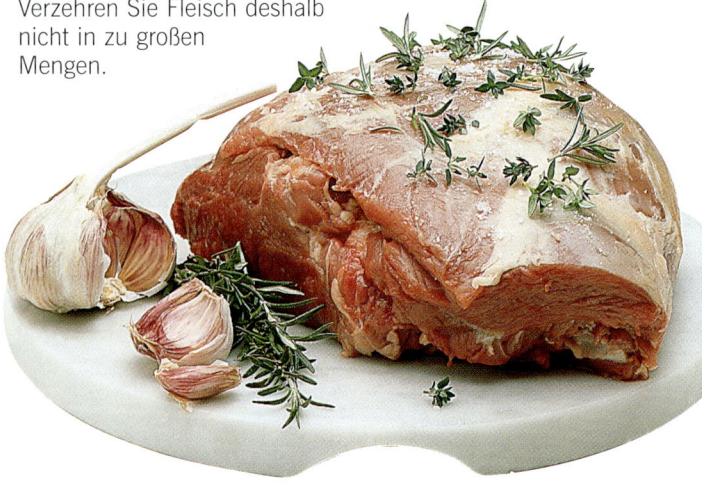

Achtung Kalorienfalle: Wurst

In kaum einem Lebensmittel läßt sich Fett so gut verstecken wie in der Wurst. Der Fettgehalt ist für den Verbraucher äußerlich kaum erkennbar. Den höchsten Fettgehalt haben in der Regel Dauer- und Streichwürste.

Es gibt ferner keine Kennzeichnungspflicht für den Fettgehalt einer Wurst. Aufgrund einer freiwilligen Vereinbarung tragen abgepackte Wurstwaren eine Angabe der Fettgehaltsstufe. Auch in Metzgereien informieren oft Tafeln über den Fettgehalt der angebotenen Wurstsorten.

Ein hoher Anteil an Bindegewebseiweiß macht das Wursteiweiß zudem minderwertig. Aus Fleisch und Wurst lassen sich ferner Fleischfeinkosterzeugnisse wie z.B. Aspikwaren, Sülzen, Pasteten, Feinkostsalate und Fertiggerichte herstellen.

Tips für Einkauf und Ernährung

1
Kaufen Sie fettarme Fleischstücke (Schnitzel, Lende, Filet). Beim Schweinefleisch enthalten die mageren Anteile nur 4 Prozent Fett, die fetten dagegen 46 Prozent. Das Fleisch junger Kälber ist fast fettfrei.

2
Fleischfeinkosterzeugnisse sind durch fetthaltige Soßen und Tunken oft recht kalorienreich. Lesen Sie die Packungsangaben genau!

3
Die Seuche Rinderwahnsinn (BSE) verunsichert viele Verbraucher. Hirn- und Nervengewebe, Innereien, Bries und stark mit Nervengewebe durchsetzte Fleischstücke sowie daraus hergestellte Produkte wie z.B. Lungenwurst, Hirnwurst, Briespastete, Markklößchen sind gefährliche Rindfleischprodukte für eine mögliche Übertragung auf den Menschen.

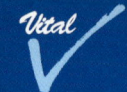

Lebensmittel (pro 100g verzehrbarer Anteil)	Kilokalorie (kcal)	Kilojoule (kJ)	Eiweiß g	Fett g	mehrfach ungesättigte Fettsäuren g	Kohlenhydrate g	Ballaststoffe g

1. Fleisch

Schweinefleisch

Lebensmittel	kcal	kJ	Eiweiß	Fett	mehrf.	KH	Ballast
Backe	539	2255	9,9	55,5	+	+	0
Bauch, durchwachsen	324	1356	14,0	29,0	+	+	0
Bug (Schulter)	271	1134	17,0	22,5	+	+	0
Eisbein (Hinterhaxe)	186	778	19,0	12,2	+	+	0
Filet (Lende)	106	444	21,5	2,0	+	+	0
Hack	271	1134	17,0	22,5	+	+	0
Kasseler (gepök. Nacken)	237	992	20,9	17,0	–	+	0
Kamm	197	824	16,7	13,8	+	+	0
Keule (Schlegel, Hinterschinken)	274	1146	16,9	22,9	+	+	0
Kopf	324	1356	15,6	29,1	+	+	0
Kotelett	150	628	20,3	7,6	+	+	0
Mett	318	1331	17,5	27,5	–	+	0
Muskelfleisch ohne Fett	105	439	22,0	1,9	+	+	0
Rückenspeck, frisch	759	3176	4,1	82,5	+	+	0
Schnitzel (Oberschale)	106	444	22,2	1,9	+	+	0
Speck (Flomen)	854	3573	1,2	94,4	–	+	0
Herz	87	364	15,9	2,1	0,9	1,6	0
Leber	133	556	20,4	4,5	1,1	0,5	0
Niere	96	402	16,0	3,2	–	0,8	0
Zunge	207	866	13,7	15,7	–	0,5	0

Rindfleisch

Lebensmittel	kcal	kJ	Eiweiß	Fett	mehrf.	KH	Ballast
Corned beef (deutsch)	141	590	21,7	6,0	–	0	0
Filet	121	506	21,2	4,0	0,1	+	0
Hackfleisch (Rinderhack)	216	904	22,5	14,0	–	+	0
Hochrippe (Rostbraten)	161	674	20,2	8,9	0,3	+	0
Kamm (Hals)	150	628	19,3	8,1	0,3	+	0
Keule (Schlegel, i. D)	148	619	21,0	7,1	0,2	+	0
Lende (Roastbeef)	130	544	22,4	4,5	0,2	+	0
Luncheon meat (Frühstücksfl.)	294	1230	14,7	25,4	–	1,6	0
Muskelfleisch, ohne Fett	105	439	21,3	1,7	0,1	1,1	0
Ochsenschwanz	184	770	20,1	11,5	–	+	0

Lebensmittel (pro 100g verzehrbarer Anteil)	Kilokalorie (kcal)	Kilojoule (kJ)	Eiweiß g	Fett g	mehrfach ungesättigte Fettsäuren g	Kohlenhydrate g	Ballaststoffe g
Rindfleisch in Dosen (i. D.)	196	820	18,5	13,6	–	+	0
Roulade (Keule, mager)	116	485	21,6	3,2	+	+	0
Schabefleisch (Tatar)	112	469	21,2	3,0	–	+	0
Schulter (Blatt, Bug)	153	640	18,4	8,8	+	+	0
Suppenfleisch (Brust)	244	1021	22,0	17,0	+	+	0
Tafelspitz (Keule)	184	770	18,4	12,0	+	+	0
Herz	124	519	16,8	6,0	0,2	0,6	0
Hirn	130	544	10,4	9,6	–	0,4	0
Leber	121	506	20,3	2,1	0,7	5,3	0
Lunge	99	414	18,1	2,9	–	+	0
Niere	116	485	16,6	5,1	0,1	0,9	0
Zunge	209	874	16,0	15,9	0,2	0,4	0
Kalbfleisch							
Braten i. D.	112	469	21,1	3,1	+	+	0
Brust	131	548	18,6	6,3	–	+	0
Filet	95	397	20,6	1,4	–	+	0
Haxe	98	410	20,9	1,6	–	+	0
Keule (Schlegel)	97	406	20,7	1,6	0,1	+	0
Kotelett	112	469	21,1	3,1	0,2	+	0
Muskelfleisch, ohne Fett	95	397	21,9	0,8	0,3	+	0
Schnitzel	99	414	20,7	1,8	–	+	0
Bries	99	414	17,2	3,4	–	0	0
Herz	114	477	15,9	5,1	0,3	1,0	0
Hirn	111	464	10,1	7,6	0,3	0,5	0
Leber	130	544	19,2	4,1	0,6	4,0	0
Lunge	90	377	17,5	2,2	+	+	0
Niere	128	536	16,7	6,4	0,1	0,8	0
Zunge	128	536	17,1	6,2	–	0,9	0
Lamm- und Hammelfleisch							
Brust	381	1594	12,0	37,0	–	+	0
Filet	112	467	20,4	3,4	0,1	+	0
Keule (Schlegel)	234	979	18,0	18,0	0,8	+	0
Kotelett	348	1456	14,9	32,0	0,7	+	0
Lende	194	812	18,7	13,2	–	+	0

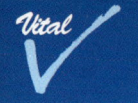

Lebensmittel (pro 100g verzehrbarer Anteil)	Kilokalorie (kcal)	Kilojoule (kJ)	Eiweiß g	Fett g	mehrfach un-gesättigte Fett-säuren g	Kohlenhydrate g	Ballaststoffe g
Muskelfleisch ohne Fett	112	467	20,4	3,4	0,1	+	0
Schnitzel	131	548	19,1	6,1	0,2	+	0
Herz	158	661	16,8	10,0	0,4	0,2	0
Hirn	128	536	10,9	9,1	−	0,6	0
Leber	133	556	21,2	4,0	−	3,0	0
Lunge	95	397	18,4	2,3	−	0,2	0
Zunge	194	812	13,5	14,8	−	1,7	0

2. Fleischerzeugnisse und Wurst

Fleischbrühen und Fleischextrakte

Lebensmittel	kcal	kJ	Eiweiß	Fett	mehrfach	Kohlenhydrate	Ballaststoffe
Bouillon, Rinds-, Instant, Trockenprodukt	150	628	20,0	10,0	−	+	−
Bouillon, Rinds-, verzehrfertig	3	14	0,4	0,2	−	+	−
Fette Brühe, Trockenprodukt	351	1469	22,0	26,5	−	6,0	0
Fleischextrakt, konzentriert	247	1033	56,6	0,9	−	3,0	0
Fleischbrühe, verzehrfertig	14	59	0,8	0,8	−	0,8	0
Fleischbrühe, Trockenprodukt	700	2929	40,0	40,0	−	40,0	0
Fleischsuppe, Klare, verzehrfertig	6	25	0,4	0,4	−	0,3	0
Gekörnte Brühe, verzehrfertig	4	17	0,5	0,2	−	0,1	0
Gekörnte Brühe, Trockenprodukt	193	808	24,0	8,5	−	5,0	0
Hühnersuppe, verzehrfertig	6	25	0,3	0,2	−	0,6	0
Hühnersuppe, Trockenprodukt	293	1226	13,8	12,2	−	32,1	0
Klare Brühe, verzehrfertig	5	21	0,5	0,2	−	0,2	0
Klare Brühe, Trockenprodukt	242	1013	23,5	12,0	−	10,0	0

Wurst- und Fleischwaren

Lebensmittel	kcal	kJ	Eiweiß	Fett	mehrfach	Kohlenhydrate	Ballaststoffe
Bierschinken	169	707	16,6	11,4	−	+	0
Bierschinken, Truthahn-	200	837	10,0	16,0	−	4	0

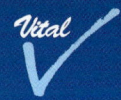

Lebensmittel (pro 100g verzehrbarer Anteil)	Kilokalorie (kcal)	Kilojoule (kJ)	Eiweiß g	Fett g	mehrfach un-gesättigte Fett-säuren g	Kohlenhydrate g	Ballaststoffe g
Bockwurst	277	1159	12,3	25,3	–	+	0
Blutwurst	301	1259	10,0	29,0	–	+	0
Bratwurst, Kalbs-	266	1113	10,3	25,0	–	+	0
Bratwurst, Schweins-	298	1247	9,8	28,8	3,5	+	0
Brühwurst-Aufschnitt, fettreduziert	190	795	15,0	14,0	–	1,0	0
Bündner Fleisch	128	536	17,0	6,0	–	+	0
Cervelatwurst	394	1649	20,3	34,8	4,0	+	0
Cervelatwurst, fettreduziert	300	1255	20,0	24,0	–	1,0	0
Cervelatwurst, leicht	275	1151	20,0	21,0	–	+	0
Corned beef, amerikanisch	209	875	25,0	12,0	–	+	0
Currywurst	300	1255	11,9	28,0	–	+	0
Dosenwürstchen	228	954	13,0	19,6	–	+	0
Fleischkäse (Leberkäse)	297	1243	12,4	27,5	2,0	+	0
Fleischwurst (Lyoner)	296	1239	9,9	28,5	3,0	+	0
Fleischwurst, fettreduziert	195	816	14,0	15,0	–	1,0	0
Fleischwurst, Kalbs-	320	1339	13,0	30,0	–	+	0
Fleischrotwurst, leicht	180	753	17,0	12,0	–	1,0	0
Frankfurter Würstchen	272	1138	13,1	24,4	2,0	+	0
Geflügel-Schinkenwurst	173	724	13,0	13,0	–	1,0	0
Geflügelsülze mit Curry	73	305	15,0	1,0	–	1,0	+
Geflügelmortadella	191	799	13,0	15,0	–	1,0	0
Geflügelwurst, mager	108	452	16,2	4,8	–	+	0
Geflügel-Fleischpastete	139	582	7,0	18,0	–	1,0	0
Gelbwurst	281	1176	9,6	26,9	–	+	0
Hackfleisch, halb und halb	260	1088	20,0	20,0	1,3	+	0
Jagdwurst	205	858	14,8	25,0	–	+	0
Kabanossi	394	1649	20,3	34,8	–	+	0
Katenrauchwurst, leicht	275	1151	20,0	21,0	–	1,5	0
Knackwurst	300	1255	11,9	28,0	–	+	0
Krakauer	264	1105	14,0	23,0	–	+	0
Lachsschinken	156	653	20,0	7,0	–	+	0
Landleberwurst, fettreduziert	280	1172	14,0	24,0	–	2,0	0
Leberpastete	314	1314	14,2	28,6	–	+	0
Leberwurst, grob	328	1372	15,9	29,2	–	+	0

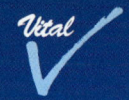

Lebensmittel (pro 100g verzehrbarer Anteil)	Kilokalorie (kcal)	Kilojoule (kJ)	Eiweiß g	Fett g	mehrfach un- gesättigte Fett- säuren g	Kohlenhydrate g	Ballaststoffe g
Leberwurst, Kalbs-, fettreduziert	260	1088	15,0	21,0	–	2,0	0
Leberwurst, Kalbs-, fein, leicht	245	1025	17,0	19,0	–	1,5	0
Leberwurst, Kalbs-, grob, leicht	227	950	17,0	17,0	–	1,5	0
Leberwurst, Pfälzer, fettreduziert	253	1059	14,0	21.0	–	2,0	0
Leberwurst, mager	257	1075	17,0	21,0	–	+	0
Mettwurst, Bauern-, fettreduziert	253	1059	14,0	21,0	–	2,0	0
Mettwurst, Braunschweiger	390	1632	13,9	37,2	2,0	+	0
Mettwurst	352	1473	14,0	33,0	–	+	0
Mortadella	345	1443	12,4	32,8	3,0	+	0
Putenbrustsülze mit Champignons	82	343	15,0	2,0	–	1,0	0
Puten-Cocktailsülze	95	397	15,0	3,0	–	2,0	+
Rindersaftschinken, gekocht/ geräuchert	106	444	21,0	2,0	–	1,0	0
in Aspik	77	322	15,0	1,0	–	2,0	+
in Aspik mit Champignons	73	305	15,0	1,0	–	1,0	+
Rotwurst (Blutwurst)	301	1259	10,0	29,0	4,0	+	0
Rotwurst, Thüringer	241	1008	21,0	17,0	–	1,0	0
Salami	371	1552	18,5	33,0	5,0	+	0
Salami, leicht	275	1151	20,0	21,0	–	1,5	0
Salami, fettreduziert	310	297	22,0	24,0	–	1,0	0
Salami, Rinds-	232	971	21,0	16,0	–	+	0
Schinken, gekocht,	150	628	29,7	2,9	0,3	+	0
Schinken, gekocht, i. D., ohne Fettrand	193	808	19,5	12,8	1,2	+	0
Schinken, roh, geräuchert,	383	1603	16,9	35,0	2,8	+	0
Schinkenspeck,	402	1682	15,0	36,0	–	+	0
Schinkensülze mit Mixed Pickles	95	397	16,0	3,0	–	1,0	–
Schinkenwurst-Aufschnitt, fettreduziert	200	837	15,0	14,0	–	1,0	0

Lebensmittel (pro 100g verzehrbarer Anteil)	Kilokalorie (kcal)	Kilojoule (kJ)	Eiweiß g	Fett g	mehrfach un-gesättigte Fett-säuren g	Kohlenhydrate g	Ballaststoffe g
Schinkenwurst, leicht	275	1151	20,0	21,0	–	1,5	0
Schinkenwurst mit Zusätzen*	169	707	16,6	11,4	–	+	+
Schinkenwurst, Truthahn-	195	816	15,0	14,0	–	1,0	0
Speck, durchwachsen, geräuchert	621	2598	9,1	65,0	6,6	+	0
Teewurst	366	1531	14,0	35,0	–	+	0
Teewurst, fettreduziert	310	1297	15,0	27,0	–	1,0	0
Weißwurst, Münchner	287	1201	11,1	27,0	–	+	0
Wiener Würstchen	296	1239	10,2	28,3	–	+	0
Wiener Würstchen, fettreduziert	195	816	14,0	15,0	–	1,0	0

Zeichenerklärung
- – keine Daten verfügbar
- + in Spuren
- i.D. im Durchschnitt
- * Viele Wurstwaren sind mit Zusätzen wie Paprika, Champignons, Pistazien, Kräutern etc. im Handel. Die Nährwerte unterscheiden sich nicht wesentlich.

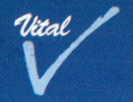

Geflügel und Wild

Geflügel hat seit Jahrhunderten einen festen Platz auf dem Speiseplan. Zum Geflügel zählen z. B. Hähnchen, Truthahn und -henne, Ente und Gans.
Auch Wildfleisch ist auf Grund seines charakteristischen Geschmacks und seines geringen Fettgehalts sehr beliebt.

Gesundheitsnutzen: Kalorienarme Eiweißquelle

Wild ist feinfaseriger und fester als anderes Fleisch, dazu leicht verdaulich und bekömmlich. Sein ernährungsphysiologischer Wert entspricht dem der übrigen Fleischarten. Da Wild sehr anfällig für Salmonellen ist, muß es stets kühl aufbewahrt werden. Seit dem Reaktorunfall in Tschernobyl ist Wild teilweise immer noch mit radioaktivem Cäsium-137 belastet.
Geflügelfleisch ist ebenfalls zarter und fettärmer als das anderer Tiere. Da das Fett einen hohen Anteil an ungesättigten Fettsäuren enthält, ist es ernährungsphysiologisch sogar günstiger als Schweine- oder Rinderfett.

Tips für Einkauf und Ernährung

1
Geflügelfleisch eignet sich ideal für eine kalorienarme Ernährung. Sehr kalorienarm ist das Brustfleisch. Am fettärmsten ist das Fleisch von Truthahn, Ente und Fasan.

2
Wildfleisch enthält nur halb soviel Kalorien wie entsprechende Fleischstücke von Rind und Schwein. Es ist daher eine gute Möglichkeit zur Einsparung von Kalorien.

3
Wer auf Wurst nicht verzichten möchte, sollte Geflügelwürste wählen.

4
Achten Sie bei Geflügelfeinkosterzeugnissen auf versteckte Fette in Form von anderen Tierfetten oder fetthaltigen Soßen.

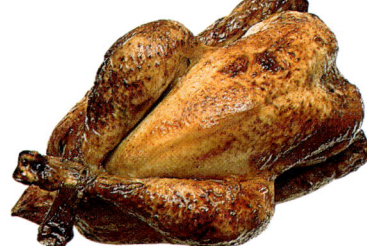

Lebensmittel (100g verzehrbarer Anteil)	Kilokalorie (kcal)	Kilojoule (kJ)	Eiweiß g	Fett g	mehrfach un- gesättigte Fett- säuren g	Kohlenhydrate g	Ballaststoffe g
1. Geflügel							
Ente i. D.	227	950	18,1	17,2	3,1	+	0
Gans i. D.	342	1431	15,7	31,0	4,4	+	0
Huhn, Brathähnchen	166	695	19,9	9,6	2,5	+	0
Hähnchenbrust mit Haut	145	607	22,2	6,2	1,9	+	0
Hähnchenkeule mit Haut	174	728	18,2	11,2	2,6	+	0
Huhn, Suppenhuhn	257	1075	18,5	20,3	5,6	+	0
Hühnerherz	124	519	17,3	5,3	–	1,8	0
Hühnerleber	136	569	22,1	4,7	–	1,2	0
Maiskorn-Hähnchen	151	632	22,0	7,0	–	+	0
Puter, ausgewachsen, i. D.	212	887	19,2	15,0	4,4	+	0
Putenbrust ohne Haut	105	439	24,1	1,0	0,2	+	0
Putenkeule ohne Haut	114	477	20,5	3,6	0,9	+	0
Puter, jung, i. D.	179	749	22,4	6,8	2,4	+	0
Putenherz	118	494	16,0	6,0	–	+	0
Putenleber	111	464	21,0	3,0	–	*	0
Stubenküken	116	485	20,0	4,0	–	+	0
2. Wild/Wildgeflügel							
Fasan	169	707	22,0	9,0	–	+	0
Flugente	227	950	18,0	17,0	–	+	0
Hase	113	473	21,6	3,0	0,1	+	0
Hirsch	112	469	20,6	3,3	–	+	0
Kaninchen i. D.	152	636	20,8	7,6	1,5	+	0
Kaninchenkeule	115	481	22,0	3,0	–	+	0
Perhuhn	145	607	20,0	7,0	–	+	0
Reh, Keule (Schlegel)	97	406	21,4	1,3	–	+	0
Rücken	122	510	22,4	3,6	0,1	+	0
Taube	226	945	16,0	18,0	–	+	0
Wildschwein, Keule	109	456	20,0	3,0	–	+	0

Zeichenerklärung
- – keine Daten verfügbar
- + in Spuren
- i. D. im Durchschnitt

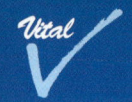

Fisch, Fischerzeugnisse und Fischdelikatessen

Fisch und Fischerzeugnisse zählen zu den wertvollsten Lebensmitteln. Im Vergleich zu anderen Nahrungsmitteln sind selbst fettreiche Arten kalorienarm und gesund. Fisch sollte deshalb öfter gegessen werden.

Gesundheitsnutzen: Schutz für das Herz

Die Kombination aus biologisch hochwertigem Eiweiß und – im Vergleich zu warmblütigen Tieren – geringerem Fettgehalt ist günstig. Viele Fische enthalten praktisch kein Fett, andere dagegen relativ viel. Im Fischfett dominieren langkettige und mehrfach ungesättigten Fettsäuren, die sogenannten Omega-3-Fettsäuren. Sie wirken sich günstig auf die Herzgesundheit aus und dämpfen entzündliche Prozesse im Körper. Kohlenhydrate fehlen beim Fisch fast immer, weshalb er auch für Diabetiker günstig ist. Bedeutende Mineralstoffe im Fisch sind Jod, Phosphor, Fluor und Kalium. Im Fischfett und insbesondere im Fischleberöl sind die Vitamine A und D enthalten, Magerfische enthalten vorwiegend B-Vitamine.

Fisch enthält aber auch Schadstoffe, insbesondere Umweltchemikalien wie Quecksilber und Pestizide.

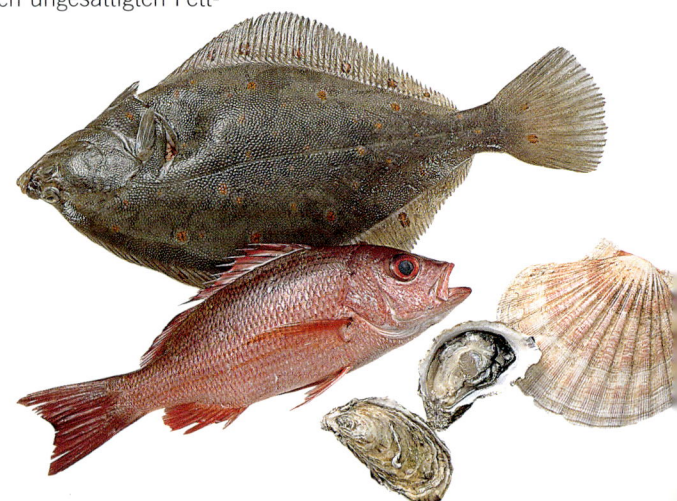

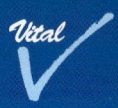

Bevorzugen Sie daher Hochseefische und essen Sie die Fischhaut nicht mit.

Fischerzeugnisse und Fischdelikatessen sind bearbeitete Produkte wie eingelegte Fische, Fisch in Aufguß oder Mayonnaise, Fischkonserven, Aspikwaren. Sie enthalten oft größere Mengen an Zusatzstoffen wie Farb- und Konservierungsstoffe. Beachten sie deshalb die Zutatenliste .

Tips für Einkauf und Ernährung

1

Achten Sie bei der Zubereitung von Fisch darauf, daß Sie aus der kalorienarmen Nahrung keine Kalorienbombe machen, z.B. durch Braten in viel Fett, Panieren, Servieren mit fettreichen Soßen. Günstig sind das Garen im eigenen Sud und das Grillen in der Folie.

2

Fischerzeugnisse sind durch stark fetthaltige Tunken und Cremes, Mayonnaisen und Remouladen sowie durch Aufgußöle oft sehr kalorienreich. In der Regel ist der Kaloriengehalt auf der Packung angegeben.

3

Hüten Sie sich vor verdorbenem oder zu lange gelagertem Fisch (insbesondere Makrelen und roter Thunfisch), gerade wenn Sie Allergiker oder Hypertoniker sind. In solchen Produkten bilden sich erhöhte Gehalte an Histamin (siehe Kapitel »Käse«). Beachten Sie hierbei, daß die Haltbarkeitsdaten meist sehr großzügig angegeben sind. Bei einer verbleibenden Haltbarkeitsdauer von weniger als 14 Tagen kann man nicht mehr mit bester Qualität rechnen. Vorsicht auch bei Tiefkühlprodukten mit starker Eiskristallschicht, bräunlicher Verfärbung und Frostbrand. Sie sind zumeist verdorben.

4

Verwechseln Sie nicht Fischöl mit Dorschleberöl. Während sich in Fischöl reichlich Omega-3-Fettsäuren befinden, enthält Dorschleberöl nur wenig davon, dafür aber sehr reichlich die Vitamine A und D. Eine Überdosierung ist möglich.

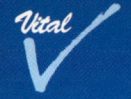

Lebensmittel (100g verzehrbarer Anteil)	Kilokalorie (kcal)	Kilojoule (kJ)	Eiweiß g	Fett g	mehrfach ungesättigte Fettsäuren g	Kohlenhydrate g	Ballaststoffe g
1. Süßwasserfische							
Aal, Flußaal	281	1176	15,0	24,5	3,2	+	0
Barsch, Flußbarsch	81	339	18,4	0,8	0,1	+	0
Brasse (Brachse)	116	485	16,6	5,5	1,6	+	0
Felchen (Renke)	100	418	17,8	3,2	1,0	+	0
Forelle (Bachforelle)	102	427	19,5	2,7	1,0	+	0
Hecht	82	343	18,4	0,9	0,4	+	0
Karpfen	115	481	18,0	4,8	1,1	+	0
Lachs	202	845	19,9	13,6	5,3	+	0
Schleie	77	322	17,7	0,7	–	+	0
Waller (Wels)	163	682	15,3	11,3	–	+	0
Zander	83	347	19,2	0,7	0,2	+	0
2. Seefische							
Flunder	72	301	16,5	0,7	–	+	0
Heilbutt	101	423	20,1	2,3	1,0	+	0
Hering	236	987	8,2	17,8	4,2	+	0
Heringsfilet	207	866	18,0	15,0	4,1	+	0
Hering, Ostsee-	155	649	18,1	9,2	2,3	+	0
Kabeljau (Dorsch)	73	305	17,4	0,4	0,2	+	0
Kabeljaufilet	68	285	17,0	+	+	+	0
Katfisch (Steinbeißer)	88	368	15,8	2,8	–	+	0
Lengfisch	81	339	19,0	0,6	–	+	0
Makrele	180	753	18,8	11,6	2,4	+	0
Meeräsche	120	502	20,4	4,3	–	+	0
Rotbarsch (Goldbarsch)	105	439	18,2	3,6	0,9	+	0
Rotzunge	72	301	15,5	1,1	–	+	0
Sardelle	101	423	20,1	2,3	–	+	0
Sardine	124	519	19,4	5,2	1,6	+	0
Schellfisch	77	322	17,9	0,6	0,2	+	0
Scholle	86	360	17,1	1,9	–	+	0
Schwertfisch	117	490	19,4	4,4	–	+	0
Seehecht	91	381	17,2	2,5	0,8	+	0
Seelachs (Köhler)	80	335	18,3	0,8	0,2	+	0
Seezunge	83	347	17,5	1,4	0,3	+	0
Sprotte	216	904	16,7	16,6	–	+	0

Lebensmittel (100g verzehrbarer Anteil)	Kilokalorie (kcal)	Kilojoule (kJ)	Eiweiß g	Fett g	mehrfach un-gesättigte Fett-säuren g	Kohlenhydrate g	Ballaststoffe g
Steinbutt	82	343	16,7	1,7	–	+	0
Thunfisch	226	946	21,5	15,5	4,6	+	0

3. Fischerzeugnisse

Lebensmittel (100g verzehrbarer Anteil)	Kilokalorie (kcal)	Kilojoule (kJ)	Eiweiß g	Fett g	mehrfach un-gesättigte Fett-säuren g	Kohlenhydrate g	Ballaststoffe g
Aal, geräuchert	329	1377	17,9	28,6	3,3	+	0
Bismarckhering	210	879	16,5	16,0	3,5	+	0
Brathering	204	854	16,8	15,2	–	+	0
Bückling	224	937	21,2	15,5	4,7	+	0
Flunder, geräuchert	110	461	23,3	1,9	–	+	0
Forelle, geräuchert	130	544	24,8	3,4	–	+	0
Hering in Gelee	164	686	12,7	12,6	–	+	0
Hering in Tomatensauce	204	855	14,8	15,0	–	2,4	0
Heringsmilch	109	456	20,9	2,8	–	–	0
Heringsrogen	132	552	26,0	3,1	–	-	0
Katfisch, geräuchert	124	519	23,0	3,6	–	+	0
Kaviar, Echter russischer	244	1021	26,1	15,5	–	+	0
Kaviarersatz	115	481	14,0	6,5	–	+	0
Krabben (Shrimps,Dose)	92	385	17,4	2,5	–	+	0
Krebsfleisch (Dose)	87	364	18,0	1,7	–	+	0
Lachs, geräuchert	315	1318	28,5	19,4	0,2	+	0
Lachs in Öl (Glas)	271	1134	16,4	22,8	–	+	0
Lachsersatz in Öl	150	628	19,5	8,0	–	+	0
Makrele, geräuchert	222	929	20,7	15,5	–	+	0
Matjeshering	267	1117	16,0	22,6	5,0	+	0
Ölsardine (Dose)	222	929	24,1	13,9	3,2	+	0
Rotbarsch, geräuchert	145	607	23,8	5,5	–	+	0
Salzhering	218	912	19,8	15,4	–	+	0
Schellfisch, geräuchert	93	389	22,1	0,5	–	+	0
Seelachs, geräuchert	98	410	26,1	7,0	–	+	0
Stockfisch	339	1418	79,2	2,5	–	+	0
Thunfisch in Öl	283	1184	23,8	20,9	–	+	0

Zeichenerklärung
- – keine Daten verfügbar
- + in Spuren

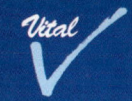

Krusten-, Schal- und Weichtiere

Zu den Krustentieren (Krebstieren) gehören z. B. Flußkrebse, Garnelen, Hummer, Krabben oder Langusten. Schaltiere sind durch eine Kalkschale geschützte Tiere wie Austern, Muscheln oder Schnecken. Weichtiere sind Muscheln, Schnecken oder Tintenfische.

Gesundheitsnutzen: Kalorienarme Eiweißquelle

Ernährungsphysiologisch ist diese Gruppe den Fischen vergleichbar. Mit einem hohen Eiweißgehalt, aber niedrigen Fett- und Kohlenhydratgehalt handelt es sich um kalorienarme Lebensmittel. Ferner enthalten sie reichlich Mineralien und Spurenelemente, insbesondere Jod und Selen.

Austern sind außergewöhnlich reich an Zink.
Auffällig ist der relativ hohe Cholesteringehalt von Krusten- und Schaltieren (durchschnittlich 100 bis 200 mg/100 g eßbare Bestandteile, bzgl. Cholesterin siehe Kapitel »Hühnereier und Eiprodukte«)

Tips für Einkauf und Ernährung

1
Krusten-, Schal- und Weichtiere sind eine kalorienarme und schmackhafte Bereicherung des Speiseplans. Achten Sie jedoch darauf, daß Sie nicht durch »schwere« Beilagen den Kaloriengehalt erhöhen.

2
Diese Tiere werden oft zu fertigen Delikateßprodukten verarbeitet, z.B. Feinkostsalate, eingelegte Produkte oder Konserven. Solche Spezialitäten sind meist durch fetthaltige Soßen und Tunken recht kalorienreich und stark konserviert. Achten Sie unbedingt auf die Angaben auf der Packung.

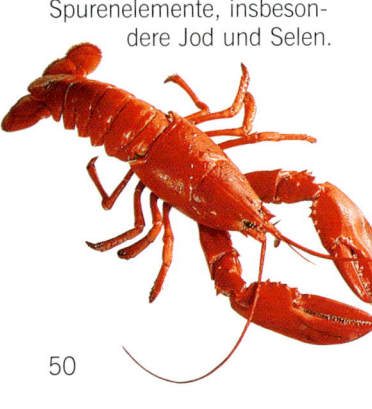

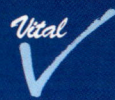

Lebensmittel (100g verzehrbarer Anteil)	Kilokalorie (kcal)	Kilojoule (kJ)	Eiweiß g	Fett g	mehrfach ungesättigte Fettsäuren g	Kohlenhydrate g	Ballaststoffe g
Krusten-, Schal- und Weichtiere							
Austern	66	276	9,0	1,2	0,1	4,8	0
Garnele (Speisekrabbe)	87	364	18,6	1,4	–	+	0
Hummer	81	339	15,9	1,9	–	+	0
Krebs (Flußkrebs)	65	272	15,0	0,5	–	+	0
Languste	84	351	17,2	1,1	0,5	1,3	0
Miesmuschel	51	213	9,8	1,3	–	+	0
Pilgermuschel	63	264	15,6	0,1	–	+	0
Schildkröte*	77	322	17,5	0,8	–	+	0
Steckmuschel	54	226	10,5	1,3	–	+	0
Tintenfisch	68	285	15,3	0,8	–	+	0
Weinbergschnecke	73	305	16,0	1,0	–	–	0

Zeichenerklärung
- – keine Daten verfügbar
- + in Spuren
- * Aus Gründen des Artenschutzes sollte man auf den Verzehr von Schildkröten und Produkten daraus verzichten.

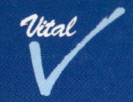

Getreide und Getreideprodukte

Die Vielfalt von Getreideprodukten aus Weizen, Gerste, Mais, Hafer und Reis ist groß. Die Nahrungsmittel schmecken nicht nur gut, sondern leisten auch einen wesentlichen Beitrag zur vollwertigen Ernährung.

Gesundheitsnutzen: Wertvolle Basiskost

Getreideerzeugnisse sind unsere wichtigsten Grundnahrungsmittel. Sie enthalten als Energieträger vor allem Kohlenhydrate in Form von Stärke, Eiweißstoffe, wenig Fett, ferner Vitamine der B-Gruppe, fast alle wichtigen Mineralien (insbesondere Eisen) und reichlich Ballaststoffe. Ernährungsphysiologisch am günstigsten ist Hafer. Hirse enthält außergewöhnlich viel Fluorid und Kieselsäure. Die Keimöle, insbesondere von Mais und Weizen, sind eine gute Quelle für die essentiellen Fettsäuren.

Beim Verarbeiten zu Mehl werden dem Getreide oft erhebliche Mengen an lebenswichtigen Stoffen entzogen, vor allem die Ballaststoffe. Bevorzugen Sie daher, sofern verträglich, möglichst Vollkornprodukte. Rohes Getreide ist schwer verdaulich und wird daher zu einer Vielzahl von Produkten verarbeitet, z. B. zu Brot, Gebäck, Kuchen, Flocken, Frühstückserzeugnissen, Instantprodukten, Teigwaren, Puddingpulver. Reis liefert hauptsächlich Kohlenhydrate, etwas Eiweiß und wenig Fett, daneben die Vitamine B_1, B_2, Niacin und Eisen.

Naturreis mit Silberhäutchen (äußere Haut des Korns) ist am wertvollsten. Beim Parboiled-Reis sind die Vitamine und Mineralien in das Reiskorn gedrückt, so daß er trotz Wegnahme des Silberhäutchens noch etwa 80 Prozent der wertbestimmenden Bestandteile enthält. Weißreis enthält nur noch weniger als ein Drittel, Schnellkochreis nur noch Spuren der ursprünglichen Vitamine und Mineralien.

Tips für Einkauf und Ernährung

1
Getreideerzeugnisse sollten häufig auf dem Speiseplan stehen. Wählen Sie dabei möglichst wenig »veredelte«

Produkte wie Brot aller Art,
einfaches Gebäck, Flocken
ohne weitere Zusätze etc.
Diese Produkte sättigen rasch
und anhaltend, sie sind am
kalorienärmsten.

2
Müsliriegel enthalten zur
einen Hälfte Getreide, Samen
und Trockenfrüchte. Die
andere Hälfte besteht aus
einem Bindemittel, meist eine
Mischung aus Zuckerarten
und Fett. Zuckerhaltige
Füllungen oder Überzüge
erhöhen den Kaloriengehalt
noch weiter, so daß es sich
hierbei oft um eine »Kalorienbombe« handelt.

3
Gebäck und Kuchen enthal-
ten meist überaus kalorienreiche Zutaten: Mandeln,
Nüsse, Mohn, Kokosraspel,
Sahne- und Buttercreme-
füllungen, Schokolade etc.
Wer abnehmen möchte oder
aus gesundheitlichen Gründen muß, sollte völlig darauf
verzichten.

4
Achten Sie ansonsten bei
Gebäck auf »versteckte
Fette«, und bevorzugen Sie
leichtes Hefegebäck, Obst-
kuchen und Biskuitgebäck.
Praktisch zuckerfrei sind
Laugengebäck (Brezeln),
Gebäck aus Brandmasse,
z. B. Windbeutel ohne süße
Füllung und Glasur.

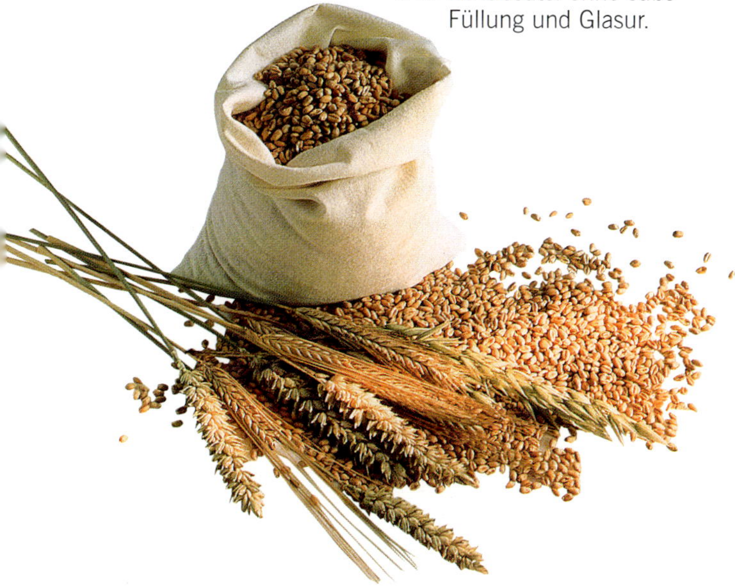

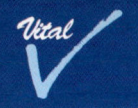

Achtung Kalorienfalle: Toastbrot, Baguette & Co

Toastbrot ist ein zum Rösten bestimmtes Spezialbrot, das mit den mürbemachenden und bräunungsfördernden Zutaten Fett, Milch und Zucker versetzt ist. Fett- und Zuckerzusätze dürfen bis zu 10 Prozent betragen. Damit ist Toastbrot erheblich kalorienreicher als »normale« Brotsorten, denen weder Zucker noch Fett zugesetzt wird.

Baguette, das außerhalb Frankreich hergestellt wird, enthält zwecks Verlängerung der Frische oft Zusätze von Fett und/oder Milchpulver und ist dadurch ebenfalls kalorienreicher als andere Brotsorten

Knusperbrot ist ein Flachbrot mit schaumig-lockerer Struktur, dessen Energiegehalt durch Zusatz von Magermilchpulver, Zucker, Salz, Fett und Emulgatoren ebenfalls erhöht ist.

Croissants sind ein hörnchenförmiges Blätterteiggebäck, das erhebliche Mengen an Zucker und Fett (Margarine) enthält und damit überaus kalorienreich ist.

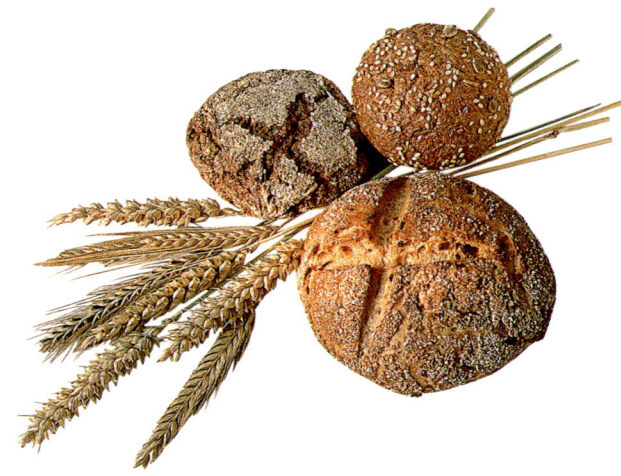

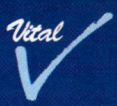

Lebensmittel (100g verzehrbarer Anteil)	Kilokalorie (kcal)	Kilojoule (kJ)	Eiweiß g	Fett g	mehrfach ungesättigte Fettsäuren g	Kohlenhydrate g	Ballaststoffe g
1. Getreide, Mehle und andere Mahlprodukte							
Amaranth	365	1527	14,6	8,8	4,1	56,8	–
Buchweizen, Grütze	345	1443	8,1	1,6	0,6	72,6	3,2
Korn, geschält	340	1423	10,0	1,7	0,7	71,3	3,7
Vollmehl	340	1423	10,0	1,7	1,1	70,7	3,7
Gerste, Korn	315	1318	10,6	2,1	1,3	63,3	9,8
Graupen	338	1414	10,4	1,4	0,2	71,0	4,6
Vollkornmehl	350	1464	10,6	1,9	0,2	72,0	–
Getreidesprossen, i. D.	73	305	3,2	0,4	–	13,0	2,5
Grünkern (Dinkel), Korn	320	1339	11,6	2,7	–	62,4	8,8
Mehl	332	1389	13,3	2,5	–	64,0	8,4
Hafer, Korn	359	1502	12,6	7,1	3,0	59,8	5,6
Kleieflocken	310	1297	17,8	8,5	3,6	40,5	19,0
Vollkornflocken	354	1481	12,3	8,0	3,2	58,1	9,5
Instantflocken	351	1469	13,3	7,7	3,1	57,2	9,5
Schmelzflocken	354	1481	12,3	8,0	3,2	58,1	9,5
Grütze	361	1510	13,9	5,8	2,5	69,7	3,6
Hirse, Korn, entspelzt	354	1481	10,6	3,9	1,9	69,0	3,8
Mais, Korn	333	1393	9,2	3,8	1,7	65,0	9,2
Popcorn	368	1540	12,7	5,0	2,0	68,0	10,0
Maisgrieß (Polentagrieß)	339	1418	8,8	1,1	+	73,5	–
Vollmehl	333	1393	9,0	2,8	1,5	66,9	9,2
Quinoa, Korn	343	1435	13,8	5,0	2,6	60,8	4,4
Reis, Korn,							
Naturreis	348	1456	7,4	2,2	0,8	73,4	2,2
poliert, roh	347	1452	7,0	0,6	0,2	78,4	1,4
gekocht	115	481	2,3	0,2	+	25,9	0,5
poliert, parboiled, roh	345	1443	6,5	0,5	0,1	78,4	1,4
gekocht	106	444	2,0	0,2	0,1	24,0	0,3
Mehl	351	1469	7,2	0,7	0,1	79,1	–
Roggen, Korn	264	1105	8,7	1,7	0,8	60,7	13,2
Flocken	307	1285	12,0	1,7	0,8	61,0	10,0
Mehl, Type 815	300	1255	6,9	1,0	0,3	71,0	6,5
Mehl, Type 997	299	1251	7,4	1,1	0,3	68,0	8,6

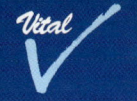

Lebensmittel (100g verzehrbarer Anteil)	Kilokalorie (kcal)	Kilojoule (kJ)	Eiweiß g	Fett g	mehrfach un- gesättigte Fett- säuren g	Kohlenhydrate g	Ballaststoffe g
Roggen,							
Mehl, Type 1150	295	1234	8,9	1,3	0,4	67,8	8,0
Vollkornmehl, Type 1800	273	1142	10,8	1,5	0,4	59,0	13,7
Keime, getrocknet	400	1674	42,0	11,2	5,3	32,7	–
Speisekleie	176	736	18,0	4,3	+	16,3	47,5
Weizen, Korn	304	1272	11,4	2,0	1,2	61,0	10,4
Grieß	324	1356	10,8	1,0	0,4	69,0	7,1
Mehl, Type 405	339	1418	10,6	1,0	0,4	71,0	4,0
Mehl, Type, 550	339	1418	10,9	1,1	0,4	70,8	4,1
Mehl, Type 1050	330	1381	11,6	1,8	0,7	67,0	5,2
Vollkornmehl, Type 1700	306	1280	11,2	2,0	0,8	59,7	12,9
Keime, getrocknet	311	1301	26,6	9,2	5,9	30,6	17,7
Speisekleie	176	736	14,9	4,7	2,4	18,0	45,4

2. Stärkemehle

Lebensmittel	Kilokalorie (kcal)	Kilojoule (kJ)	Eiweiß g	Fett g	mehrfach un- gesättigte Fett- säuren g	Kohlenhydrate g	Ballaststoffe g
Kartoffelstärke	336	1406	0,6	0,1	+	83,1	+
Maisstärke	346	1448	0,4	0,1	+	85,9	+
Reisstärke	343	1435	0,8	0	+	85,0	+
Weizenstärke	333	1393	0,4	0,1	+	86,1	+

3. Brote und Brötchen

Lebensmittel	Kilokalorie (kcal)	Kilojoule (kJ)	Eiweiß g	Fett g	mehrfach un- gesättigte Fett- säuren g	Kohlenhydrate g	Ballaststoffe g
Roggenbrot	216	904	6,2	1,0	0,5	45,7	6,5
Roggenbrötchen	210	879	6,4	1,1	0,6	43,7	6,2
Roggenmischbrot	210	879	6,4	1,1	0,6	43,7	6,2
Roggenvollkornbrot	193	808	6,8	1,2	0,6	38,8	8,1
Weißbrot	238	996	7,5	1,2	0,7	48,0	3,0
Weizenbrötchen (Semmel)	272	1138	8,3	1,9	0,3	55,5	3,0
Weizenmischbrot	225	941	6,2	1,1	0,7	47,7	4,6
Weizenvollkornbrot	199	833	7,8	1,0	0,4	41,0	8,4
Weizentoastbrot	257	1075	6,9	4,5	0,6	48,0	3,6
Baguette	270	1130	7,9	0,7	0,4	55,4	3,0
Knäckebrot	318	1331	10,0	1,5	0,3	66,0	14
Laugenbrezel	239	1000	7,1	1,8	0,5	45,3	1,9
Mehrkornbrot	230	962	7,6	1,6	0,8	42,8	9,0

Lebensmittel (100g verzehrbarer Anteil)	Kilokalorie (kcal)	Kilojoule (kJ)	Eiweiß g	Fett g	mehrfach un-gesättigte Fett-säuren g	Kohlenhydrate g	Ballaststoffe g
Pumpernickel	182	762	6,8	1,0	0,5	36,5	9,3
Vollkorn-Sonnenblumenbrot	244	1021	9,0	3,9	2,1	39,9	5,0

4. Cerealien (Müsliflocken)

Lebensmittel (100g verzehrbarer Anteil)	Kilokalorie (kcal)	Kilojoule (kJ)	Eiweiß g	Fett g	mehrfach un-gesättigte Fett-säuren g	Kohlenhydrate g	Ballaststoffe g
Cornflakes	352	1473	7,2	1,0	+	79,6	4,0
Frosties	379	1586	4,7	0,5	+	89,0	2,1
Früchtemüsli, ohne Zucker	363	1519	10,7	8,8	2,7	60,2	7,7
Kleieflocken, gezuckert	247	1033	12,0	3,0	0,2	42,0	33,0
Müslimischung i. D.	394	1649	9,0	10,0	+	67,0	5,5
Sechskornmüsli ohne Zucker	375	1569	12,0	9,6	–	60,0	3,4
Schokomüsli, i. D.	399	1669	10,0	11,5	4,2	63,8	6,1
Vielkornmüsli ohne Zucker	380	1590	12,0	9,5	–	60,0	8,4

5. Teigwaren und Nudeln

Lebensmittel (100g verzehrbarer Anteil)	Kilokalorie (kcal)	Kilojoule (kJ)	Eiweiß g	Fett g	mehrfach un-gesättigte Fett-säuren g	Kohlenhydrate g	Ballaststoffe g
Eierteigwaren, roh	347	1452	13,0	3,0	0,9	70,0	3,4
Spaghetti, eifrei (ital.), roh	362	1515	12,5	1,2	0,1	75,2	–
Vollkorn-Nudeln, roh	343	1435	15,0	3,0	0,3	64,0	8,0
Teigwaren, eifrei, roh	362	1515	12,5	1,2	0,1	75,2	–

Zeichenerklärung
  – keine Daten verfügbar
  + in Spuren
i.D. im Durchschnitt

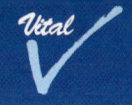

Gemüse und Gemüse-produkte, Kräuter, Hülsenfrüchte

Gemüse gehören zu den gesündesten Lebensmitteln überhaupt; sie sollten täglich auf dem Speiseplan stehen. Die Palette der Gemüsesorten ist ausgesprochen vielfältig. Man unterscheidet verschiedene Gruppen wie Blatt-, Kohl- oder Wurzelgemüse, Hülsenfrüchte und Kräuter.

Gesundheitsnutzen: Zündfunken des Lebens

Mit einem Wassergehalt von 80 bis 90 Prozent ist Gemüse ausgesprochen kalorienarm. In den verbleibenden 10 bis 20 Prozent Trockenmasse sind 1 bis 2 Prozent Zellulose (Ballaststoff), 3 bis 20 Prozent verdauliche Kohlenhydrate, 1 bis 5 Prozent Stickstoffverbindungen und nur Spuren an Fett enthalten. In frischen Gemüsen kommen besonders reichlich Vitamine (A, B_1, B_2, C, Niacin) und Mineralien (Kalzium, Eisen, Kalium, Natrium, Phosphor, Mangan, Kobalt, Magnesium, Kupfer, Molybdän) vor. Von Bedeutung sind ferner die sogenann-

ten »bioaktiven sekundären Pflanzenstoffe«, Farb-, Geschmacks- und Geruchsstoffe in Obst und Gemüse, denen ausgesprochen gesundheitsfördernde (insbesondere immunsteigernde) Wirkungen nachgesagt werden. Somit unterstützen alle Gemüse Gesundheit und Wohlbefinden. Kräuter gehören zu den wertvollsten Pflanzen überhaupt. Sie sind kalorienarme Gesundmacher voller Duft und Aroma und sollten reichlich verwendet werden.
Hülsenfrüchte sind kalorienreiche, aber wertvolle Nahrungsmittel. Von den Pflanzen enthalten sie den höchsten Eiweißgehalt. Während Sojaeiweiß fast alle essentiellen Aminosäuren besitzt, müssen andere Hülsenfrüchte mit Getreide oder Fleisch kombiniert werden, um biologisch vollwertig zu sein. Hülsenfrüchte liefern ferner reichlich Ballast-

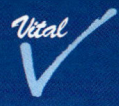

stoffe (Gehalt zwischen 11 und 18 Prozent). Mit Ausnahme von Kichererbsen, Sojabohnen und Prinzeßbohnen enthalten Hülsenfrüchte kaum Fett. Ferner sind Hülsenfrüchte reich an Mineralien und Vitaminen. Wegen des hohen Ballaststoffgehalts werden die Mineralien jedoch nicht vollständig resorbiert. Pilze bestehen zu 90 Prozent aus Wasser, der Rest verteilt sich auf Kohlenhydrate, wenig Fett und Eiweiß. Der Gehalt an Vitaminen und Mineralien kann vernachlässigt werden. Pilze sind eine kalorienarme und schmackhafte Bereicherung des Speiseplans, deren Gesundheitswert allerdings nicht sonderlich hoch ist. Für Menschen mit Magenbeschwerden sind Pilze ungeeignet, da sie durch ihre Gerüstsubstanz (Chitin) schwer verdaulich sind.

Tips für Einkauf und Ernährung

1
Essen Sie täglich reichlich Gemüse. Es ist nicht möglich, durch zu viel Gemüse dick zu werden. Im Gegenteil: Gemüse wirkt magenfüllend und stoppt dadurch allzu großen Appetit.

2
Bevorzugen Sie Grobgemüse wie Bohnen, Kohl, Kohlrabi, Rettich, Karotten, Sellerie, Fenchel (ungekocht, sofern vertragen) gegenüber Feingemüse wie Blumenkohl, Lauch, Blattsalat, Spargel. Die grobe Textur wird nur langsam verdaut und sorgt dadurch für ein lange anhaltendes Sättigungsgefühl. Essen Sie nie ungekochte Bohnen, weil sie nämlich giftig sind.

Achtung Kalorienfalle: Kartoffelveredelungsprodukte

Kartoffeln sind ausgesprochen kalorienarme Nahrungsmittel, zur Kalorienbombe werden Sie erst durch die Bearbeitung. In Kartoffelveredelungsprodukten wie Chips, Sticks, Pommes frites, Reibekuchen etc. ist der ursprüngliche Kaloriengehalt der Kartoffel durch Fett vervielfacht. So enthält eine Portion »Pommes« die doppelte bis dreifache Menge an Kalorien wie die entsprechende Portion Pellkartoffeln. Verbannen Sie daher nach Möglichkeit solche Produkte aus Ihrer täglichen Kost, oder essen Sie sie zumindest nur selten

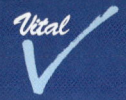

3
Kaufen Sie Gemüse möglichst
frisch. Es ist am wertvollsten.
An nächster Stelle steht Tiefkühlkost. Orientieren Sie sich
am heimischen Angebot und
Ihrem Appetit, Sie können
kaum etwas falsch machen.

4
Hülsenfrüchte sind zwar
kalorienreich, sollten dennoch
regelmäßig verzehrt werden.
Durch ihren hohen Ballast-
stoffgehalt schenken sie eine
lange anhaltende Sättigung.

5
Da Pilze eine Tendenz zur
Anreicherung von Schad-
stoffen haben, sollten Wild-
pilze nicht zu häufig gegessen
werden. Bevorzugen Sie
Zuchtpilze wie Champignons
oder Austernpilze.

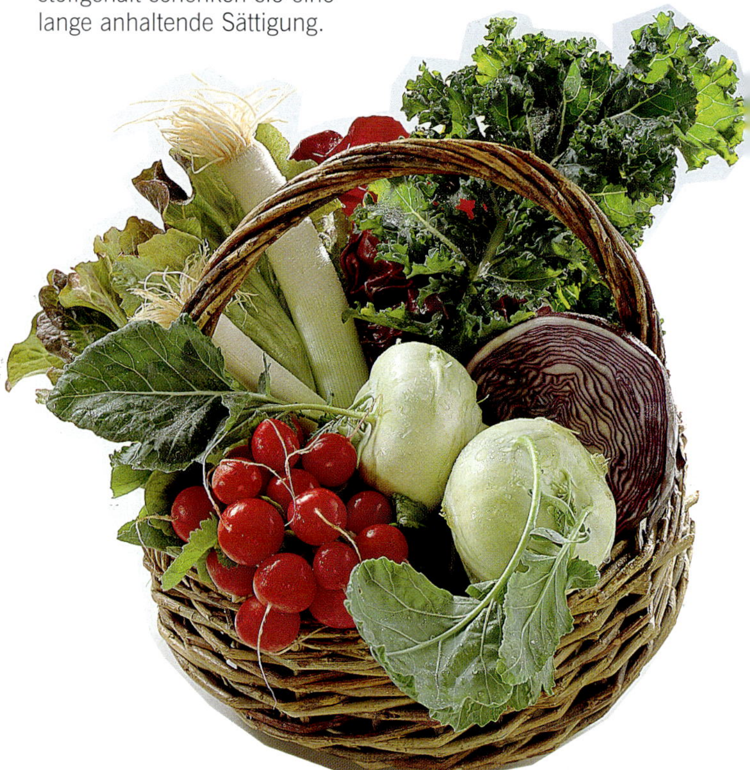

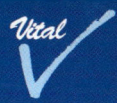

Lebensmittel (100 g verzehrbarer Anteil)	Kilokalorie (kcal)	Kilojoule (kJ)	Eiweiß g	Fett g	mehrfach ungesättigte Fettsäuren g	Kohlenhydrate g	Ballaststoffe g
1. Hülsenfrüchte*							
Adzukibohne, trocken	351	1469	22,0	0,3	–	65,0	–
Alfalfa/Luzerne-Sprossen, frisch	34	142	4,0	0,7	–	2,1	1,6
Bohnen, weiß, trocken	294	1231	22,0	1,6	–	40,0	17,0
Bohnensprossen, frisch	37	155	4,5	0,7	–	2,3	3,0
Erbsen, grün und gelb, trocken	272	1138	23,0	1,4	0,8	41,2	16,6
Kichererbsen, trocken	275	1151	20,0	3,4	–	41,2	21,4
Kichererbsensprossen, frisch	153	640	8,8	0,7	–	25,5	2,8
Kidneybohne, trocken	275	1151	21,7	1,7	–	42,7	18,0
Limabohne, trocken	286	1197	19,0	1,1	0,8	45,0	–
Linsen, trocken	310	1297	23,5	1,4	–	52,0	10,6
Mungbohnen, trocken	292	1222	24,0	1,1	–	46,5	19,5
Saubohne, trocken	309	1293	23,9	2,0	–	48,9	22,0
Sojabohne, trocken	323	1351	33,7	18,1	10,7	6,3	21,9
Sprossen, frisch	49	205	5,0	1,2	–	4,6	1,1
Sojafleisch, trocken, i. D.	249	1042	44,0	2,2	0,5	13,4	21,0
Sojakäse (Tofu)	85	356	8,0	5,0	2,0	2,0	0,5
Sojamehl, vollfett	347	1452	37,3	20,6	12,0	3,1	18,5
Sojawurst i. D.	313	1310	12,6	27,3	6,5	4,3	1,8

Zeichenerklärung
- – keine Daten verfügbar
- + in Spuren
- i. D. im Durchschnitt
- * Von getrockneten Hülsenfrüchten lassen sich gut Sprossen ziehen. 1 Eßlöffel Hülsenfrüchte ergibt 2 bis 3 Eßlöffel Keimlinge, 10 g getrocknete Bohnen, Erbsen und Linsen, also ca. 25 g ihrer Sprossen. Der Kaloriengehalt dieser Mengen von Sprossen entspricht dem von 10 g trockenen Hülsenfrüchten. Die Nährstoffrelationen verschieben sich durch den Keimprozeß, der Fettgehalt nimmt ab, der Vitamingehalt nimmt zu.

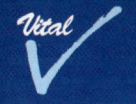

Lebensmittel (100 g verzehrbarer Anteil)	Kilokalorie (kcal)	Kilojoule (kJ)	Eiweiß g	Fett g	mehrfach ungesättigte Fettsäuren g	Kohlenhydrate g	Ballaststoffe g
2. Pilze*							
Austernpilz	24	100	2,5	0,5	−	2,4	2,0
Birkenpilz	20	84	2,5	0,6	+	0,2	7,3
Butterpilz	25	105	1,7	0,4	+	0,3	5,9
Champignon, frisch	15	63	2,7	0,3	+	0,3	1,9
in Dosen	12	50	2,1	0,3	+	0,3	2,0
Chinesische Pilze							
(Shiitake), frisch	32	134	2,0	0,3	+	5,3	−
getrocknet	324	1356	20,3	3,4	+	52,9	−
Hallimasch	32	155	2,6	0,7	+	3,5	7,6
Morchel, Speise-	27	113	2,7	0,5	+	2,5	7,0
Pfifferling, frisch	12	50	1,6	0,5	+	0,2	4,7
getrocknet	93	389	16,5	2,2	+	1,8	60,5
in Dosen	12	50	1,5	0,6	+	0,2	6,5
Reizker	27	113	2,5	0,7	+	2,2	6,9
Rotkappe	25	105	1,9	0,8	+	0,5	4,7
Steinpilz, frisch	17	71	2,8	0,4	+	0,5	6,9
getrocknet	140	586	21,0	3,6	+	4,1	55,3
Trüffel	56	234	5,5	0,5	+	7,4	16,0
3. Gemüse, Salate, Kräuter und Gemüseprodukte*							
Artischocke, roh	22	92	2,4	0,1	+	2,6	10,8
Aubergine, roh	17	71	1,2	0,2	+	2,5	2,8

Zeichenerklärung
- − keine Daten verfügbar
- + in Spuren
- i. D. im Durchschnitt
- * Alle Pilze kann man trocknen. Pauschal rechnet man, daß 100 g frische Pilze 10 g getrocknete Pilze ergeben. So kann man den Kaloriengehalt und den der Hauptnährstoffe leicht selbst errechnen, wenn er in Tabellen nicht aufgeführt ist.

Lebensmittel (100 g verzehrbarer Anteil)	Kilokalorie (kcal)	Kilojoule (kJ)	Eiweiß g	Fett g	mehrfach un- gesättigte Fett- säuren g	Kohlenhydrate g	Ballaststoffe g
Bambussprossen	17	71	2,5	0,3	–	1,0	–
Blattsellerie, roh	23	96	1,1	0,2	+	4,3	2,0
Bleichsellerie, roh	15	63	1,2	0,2	+	2,2	2,6
Blumenkohl, roh	23	96	2,4	0,3	0,1	2,7	2,9
gekocht	18	75	2,1	0,2	+	2,0	2,0
TK-Ware	22	92	1,8	0,2	+	3,3	1,0
Bohnen, grün, roh	35	146	2,4	0,2	+	5,1	3,0
gekocht	27	113	1,6	0,3	+	4,4	1,9
in Dosen	23	96	1,2	0,1	+	3,9	1,0
Brennessel	12	50	3,0	+	+	+	–
Brokkoli, roh	24	100	3,5	0,2	+	2,8	3,0
gekocht	22	92	2,8	0,2	+	2,0	2,7
Brunnenkresse	17	71	1,6	0,3	+	2,3	1,5
Cassave	137	573	1,0	0,2	–	32,8	3,1
Chicoree, roh	16	67	1,3	0,2	+	2,3	1,3
Chinakohl, roh	11	46	1,2	0,3	+	1,3	1,7
Dill, frisch	60	251	4,0	3,0	+	4,0	+
Eisbergsalat	10	42	1,0	+	+	1,0	0,5
Endiviensalat	12	50	1,7	0,2	+	0,3	1,5
Erbsen, grün, roh	69	289	5,8	0,4	+	10,6	5,2
gekocht	68	285	5,4	0,5	+	10,4	4,1
TK-Ware	73	305	5,1	0,5	+	12,0	4,1
in Dosen	56	234	3,6	0,4	+	9,4	4,0
Feldsalat	12	50	1,8	0,4	+	0,7	1,5
Fenchelknolle, roh	24	100	2,4	0,3	+	2,8	4,2
Fenchelkraut	41	172	2,4	0,3	+	7,1	2,5
Frühlingszwiebel, roh	25	105	2,3	0,3	+	3,1	2,0
Gartenkresse	33	138	4,2	1,4	+	2,5	3,5
Grüner Pfeffer, roh	16	67	0,9	0,4	–	2,2	1,0
Grünkohl, roh	33	138	4,3	0,9	+	2,5	4,2
Gurke, Salat-, roh	13	54	0,6	0,2	+	2,2	0,5
Gurke, Salz-Dill-	25	105	1,0	0,2	+	3,8	0,4
Ingwerwurzel	61	255	2,5	0,8	–	11,0	–
Kartoffel, roh	71	297	2,0	0,1	0,1	14,8	2,1
gekocht mit Schale	70	293	2,0	+	+	14,8	1,7
geröstet	121	506	3,1	1,0	+	25,0	2,0

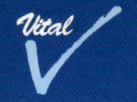

Lebensmittel (100 g verzehrbarer Anteil)	Kilokalorie (kcal)	Kilojoule (kJ)	Eiweiß g	Fett g	mehrfach un- gesättigte Fett- säuren g	Kohlenhydrate g	Ballaststoffe g
Kartoffel,							
Chips	539	2255	5,5	39,4	+	40,5	–
Pommes frites	264	1105	4,2	14,5	+	35,7	4,0
Kerbel	50	209	4,4	0,4	+	7,3	4,3
Knoblauchzehe, roh	135	565	6,1	0,1	+	27,5	–
Knollensellerie, roh	18	75	1,6	0,3	+	2,3	4,2
Kohlrabi, roh	25	105	2,0	0,1	+	3,7	1,4
Kohlrübe, roh	35	146	1,1	0,2	0,1	7,0	2,7
Kopfsalat	12	50	1,3	0,2	+	1,1	1,5
Kürbis, roh	25	105	1,0	0,1	+	5,0	2,2
Löwenzahnblatt	45	188	2,6	0,6	+	9,1	2,0
Maiskorn in der Dose	110	460	3,2	1,5	–	21,0	2,0
Mangold, roh	14	59	2,1	0,3	+	0,7	2,0
Maniok	132	552	1,0	0,2	+	31,9	2,9
Meerrettich, roh	61	255	2,8	0,3	+	11,7	3,6
Möhre (Karotte), roh	27	113	1,1	0,2	0,1	5,2	3,4
gekocht	18	75	0,8	0,2	–	3,1	3,0
in Dosen	30	126	0,6	0,3	0,1	3,6	3,0
Paprikaschote, roh	20	84	1,2	0,3	+	2,9	3,6
gedünstet	19	80	1,0	0,3	+	3,1	1,5
Pastinake, roh	22	92	1,3	0,4	+	2,9	11,6
Petersilienblatt	50	209	4,4	0,4	+	7,3	4,3
Petersilienwurzel, roh	40	167	2,9	0,5	0,3	6,0	4,0
Porree (Lauch),							
Blätter, roh	25	105	2,2	0,3	+	3,2	2,3
Knolle, roh	26	109	2,4	0,3	+	3,5	3,0
Portulak, roh	26	109	1,5	0,3	+	4,3	2,0
Radieschen	13	54	1,1	0,1	+	2,0	1,0
Rettich	13	54	1,0	0,2	+	1,9	2,5
Rhabarber, roh	13	54	0,6	0,1	+	1,4	3,2
Römersalat	20	84	2,1	+	+	2,0	1,8
Rosenkohl, roh	38	159	4,9	0,3	0,2	3,3	4,4
gekocht	30	126	4,2	0,3	0,2	3,0	3,0
Rote Bete, roh	41	172	1,6	0,1	+	8,5	2,5
gekocht	25	105	1,1	0,1	+	5,0	2,0
Rotkohl (Blaukraut), roh	21	88	1,5	0,2	0,1	3,2	2,5

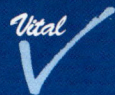

Lebensmittel (100 g verzehrbarer Anteil)	Kilokalorie (kcal)	Kilojoule (kJ)	Eiweiß g	Fett g	mehrfach un-gesättigte Fett-säuren g	Kohlenhydrate g	Ballaststoffe g
Sauerampferblatt	23	96	2,3	0,4	+	2,0	3,0
Sauerkraut	16	67	1,5	0,3	–	0,8	2,2
Schnittlauch	27	113	3,6	0,7	+	1,6	6,0
Schwarzwurzel, roh	16	67	1,4	0,4	+	1,6	17,0
gekocht	17	71	1,3	0,4	+	2,0	–
Spargel, roh	18	73	1,9	0,1	+	2,2	1,5
gekocht	13	54	1,7	0,1	+	1,2	1,5
Spinat, roh	15	63	2,5	0,3	+	0,6	2,6
gekocht	12	50	2,3	0,3	+	0,5	2,1
TK-Ware	12	52	2,3	0,3	+	0,1	2,3
Süßkartoffel (Batate), roh	96	402	1,6	0,6	+	21,0	8,0
Taroknolle	104	435	2,0	0,3	+	24,0	3,8
Tomate, roh	17	71	1,0	0,2	+	2,6	1,0
in Dosen	19	80	1,2	0,2	+	2,7	–
Mark, gesalzen	50	209	2,3	0,5	+	5,5	0,5
Topinambur, roh	29	121	2,4	0,4	+	4,0	13,0
Wegerichblatt, roh	119	498	1,0	0,2	–	28,3	6,0
Weiße Rübe, roh	25	105	1,0	0,2	–	4,7	3,0
Weißkohl (Weißkraut), roh	22	92	1,3	0,2	0,1	4,2	3,0
Wirsingkohl, roh	32	134	3,0	0,4	+	2,4	2,5
gekocht	25	105	2,2	0,4	+	3,1	2,0
Yamknolle	101	423	2,0	0,1	+	23,1	3,3
Zucchino	19	80	1,6	0,4	+	2,2	1,1
Zuckermais, roh	90	377	3,0	1,2	+	15,8	4,0
gedünstet	54	226	2,7	1,2	+	8,0	4,0
Zwiebel, roh	33	138	1,3	0,3	+	4,9	1,8
getrocknet	200	837	10,8	0,9	+	35,3	36,5

Zeichenerklärung
- – keine Daten verfügbar
- + in Spuren
- * Falls nicht extra angegeben, beziehen sich alle Angaben bei Gemüse, Salat und Kräutern auf die geputzte, küchenfertige Rohware.

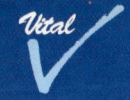

Obst und Obstwaren

Der Vitamin- und Mineralstoffgehalt von Obst wird in vielen Fällen überschätzt und ist in Tabellen oft falsch angegeben. So läßt sich beispielsweise der Vitamin C-Gehalt viel besser durch Paprika, Kartoffeln oder Petersilie decken als durch die meisten Obstsorten (ausgenommen Zitrusfrüchte, schwarze Johannisbeeren, Kiwis, Erdbeeren).

Gesundheitsnutzen: Darmreiniger

Die meisten Menschen halten Obst für kalorienarm, vitamin- und mineralstoffreich. Doch der Wert von Obst beruht auf anderen Stoffen: Obst bereichert die Ernährung durch organische Säuren, Ballast- und Aromastoffe und nicht so sehr durch Vitamine und Mineralien. Der besondere Wert von Obst liegt in speziellen Inhaltsstoffen, die die Verdauung günstig beeinflussen. So fördern Zellulose und Pektine durch Quellungsvorgänge die Darmbewegung, reinigen dadurch den Darm und verhindern Gasansammlungen. Einige Pektine können auch Schadstoffe (z. B. radioaktive Stoffe) aus dem Magen-Darm-Trakt binden. Geruchs- und Aromastoffe aktivieren die Verdauungssäfte; Fruchtsäuren wirken bakterienabtötend und fördern die Kalziumaufnahme aus anderen Nahrungsmitteln (ideal z. B. in Kombination mit Milchprodukten).

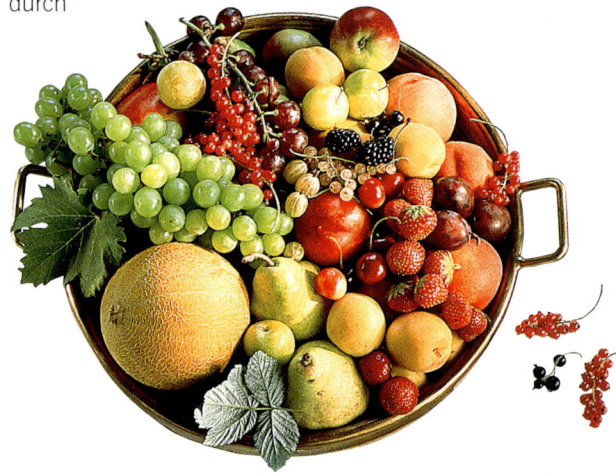

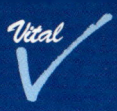

Tips für Einkauf und Ernährung

1

Der mäßige, aber regelmäßige Verzehr von Obst wirkt ausgesprochen verdauungsfördernd und unterstützt dadurch Gesundheit und Wohlbefinden.

2

Auch wenn Obst einen hohen Wassergehalt hat, ist sein Energieinhalt nicht zu vernachlässigen. Der Brennwert mancher Obstarten (z. B. Apfel, Birne, Ananas) unterscheidet sich z. B. nicht wesentlich von dem einer Kartoffel. Im Obst liegen die Kohlenhydrate überwiegend in leicht verwertbarer Form vor, die direkt ins Blut gelangen. Dadurch steigt der Blutzuckerspiegel rasch an, sinkt aber genau so schnell wieder ab, so daß sich schnell wieder ein Hungergefühl einstellt.

3

Avocados und Trockenfrüchte sind regelrechte Kalorienbomben.

4

Sehr kalorienreich sind auch viele exotische Früchte wie Akipflaume, Durianfrucht, Kaktusfeige oder Sharonfrucht.

Achtung Kalorienfalle: Obst als Diät

Sehr beliebt ist Obst zum Abnehmen. Doch eine Diät, bei der ausschließlich Obst gegessen wird, ist unausgewogen und zum Abnehmen letztlich ungeeignet. Durch den hohen Gehalt an freiem Zucker in den Früchten kommt es zu mehr oder weniger ausgeprägten Schwankungen des Blutzuckerspiegels. Diese Höhen und Tiefen des Blutzuckers können regelrecht Heißhunger auslösen (siehe Kapitel »Nahrung: Freund und Feind des Körpers, Die Blutzuckerfalle«). Unkontrollierter Obstkonsum führt meist zu unkontrolliertem Essen.

5

Essen Sie Obst nicht zusätzlich, sondern anstelle anderer Speisen, z.B. statt Suppe oder Nachtisch.

6

Kaufen Sie bevorzugt frisches Obst entsprechend der jeweiligen Saison. Achten Sie bei Tiefkühlkost und Obstkonserven auf mögliche Zuckerzusätze.

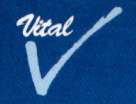

Lebensmittel (100 g verzehrbarer Anteil)	Kilokalorie (kcal)	Kilojoule (kJ)	Eiweiß g	Fett g	mehrfach un-gesättigte Fett-säuren g	Kohlenhydrate g	Ballaststoffe g
Obst und Obstwaren*							
Acerolakirsche, roh	16	67	0,2	0,2	+	2,6	2,0
Konzentrat, fest	261	1092	5,6	1,2	+	57,0	−
Saft	22	92	0,3	0,3	+	4,5	−
Ananas, roh	57	238	0,4	0,2	+	13,5	1,5
in Dosen	84	352	0,4	0,2	+	20,2	1,0
Saft, ungezuckert	56	234	0,4	0,1	+	12,0	+
Apfel, ungeschält,							
roh	54	226	0,3	0,6	+	10,4	2,0
getrocknet	264	1105	1,2	1,6	+	61,1	8,0
Mus, gezuckert	79	331	0,2	0,1	+	19,2	2,0
Saft	47	197	0,1	+	+	11,7	+
Gelee	257	1075	−	−	0	60,0	+
Apfelsine (Orange), roh	44	184	1,0	0,2	+	8,3	1,6
Saft, frischgepreßt	47	197	0,7	0,2	+	10,5	+
Saft aus Konzentrat	49	205	0,7	0,2	+	11,0	−
Marmelade	243	1017	0,4	0	0	60,4	0,5
Aprikose, roh	47	197	1,0	0,2	+	8,5	1,5
getrocknet	240	1004	5,0	0,5	+	47,9	8.6
in Dosen	71	297	0,6	0,1	+	17,0	2,0
Konfitüre	258	1079	0,4	0	0	64,0	−
Nektar	60	251	0,3	0,1	0	14,4	−
Avocado	223	933	1,9	23,5	+	0,4	6,3
Banane, roh	81	339	1,1	0,2	+	21,4	1,8
getrocknet (Chips)	326	1364	4,4	0,8	+	75,2	12,0
Birne, roh	55	230	0,5	0,3	+	12,4	3,3
getrocknet	213	892	3,1	1,8	+	46,0	13,5
in Dosen	76	318	0,3	0,2	+	18,3	2,0
Nektar	55	230	0,3	0,2	0	12,9	0,5
Boysenbeere	34	142	1,0	+	+	7,0	−
Brombeere, roh	49	205	1,2	1,0	+	6,2	3,2
Konfitüre	237	992	0,5	0	0	58,7	2,0
Saft	38	159	0,3	0,6	+	7,8	0
Carissa	50	209	+	+	−	10,0	−
Cherimoya (Anone)	63	264	1,5	0,3	−	13,6	1,0
Dattel, getrocknet	273	1142	2,0	0,5	+	65,2	9,0

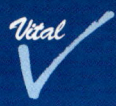

Lebensmittel (100 g verzehrbarer Anteil)	Kilokalorie (kcal)	Kilojoule (kJ)	Eiweiß g	Fett g	mehrfach un-gesättigte Fett-säuren g	Kohlenhydrate g	Ballaststoffe g
Ebereschenfrucht	89	372	1,5	+	–	20,3	2,4
Erdbeere, roh	33	138	0,8	0,5	+	5,5	1,6
in Dosen	77	322	0,6	0,2	+	18,1	1,0
TK-Ware	33	138	0,8	0,4	+	6,5	2,0
Konfitüre	234	979	0,4	0	0	58,2	0,5
Feige,							
frisch, roh	60	251	1,3	0,4	+	12,9	2,0
kandiert	296	1238	3,5	0,2	+	70,0	6,0
getrocknet	243	1017	3,9	1,3	+	54,0	12,9
Granatapfelkerne,	78	326	0,8	0,8	–	16,8	3,0
Saft, frisch, roh	69	287	0,2	+		16,7	3,1
Grapefruit, roh	43	180	0,6	0,2	+	9,0	1,6
Saft, frischgepreßt	41	172	0,6	0,1	+	9,0	–
Saft in Dosen,							
ungezuckert	48	201	0,5	0,1	+	11,3	–
Guave,							
frisch, roh	38	159	0,8	0,8	+	6,4	10,4
in Dosen mit Sirup	67	280	0,6	+	–	15,7	4,0
Hagebutte, roh	92	384	3,6	+	+	19,3	6,0
Fleisch und Schale	89	372	2,0	0,7	+	18,7	4,0
Konfitüre (Hiffenmark)	257	1975	0,5	+	0	63,8	2,0
Heidelbeere, Wald-, roh	38	159	0,7	0,6	+	6,1	4,9
im Glas, unzuckert	24	100	0,4	0,4	+	3,9	3,0
im Glas, gezuckert	81	339	0,7	0,5	+	18,3	3,0
Konfitüre	243	1017	0,3	0	0	60,4	2,0
Kulturheidelbeere	83	347	0,7	0,5	+	19,0	5,0
Himbeere, roh	32	134	1,3	0,4	+	4,8	4,7
im Glas, ungezuckert	26	109	0,7	0,1	+	5,5	4,5
im Glas, gezuckert	76	318	0,7	0,3	+	20,2	4,0
Saft, frischgepreßt	30	126	0,3	0	0	7,1	–
Sirup	274	1146	+	0	0	65,8	0
Konfitüre	248	1038	0,6	0	0	61,3	2,0
Gelee	260	1088	+	0	0	63,5	0
Holunderbeere,							
schwarz, roh	54	226	2,6	1,7	+	7,4	6,5
Saft, ungezuckert	40	167	2,0	+	–	7,5	–

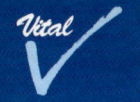

Lebensmittel (100 g verzehrbarer Anteil)	Kilokalorie (kcal)	Kilojoule (kJ)	Eiweiß g	Fett g	mehrfach ungesättigte Fettsäuren g	Kohlenhydrate g	Ballaststoffe g
Honigmelone, Fruchtfleisch	54	226	0,9	0,1	–	12,4	0,7
Jackfrucht	68	285	1,1	0,5	–	14,6	9,7
Johannisbeere, rot	33	138	1,1	0,2	+	4,9	3,5
Gelee	267	1117	+	0	0	65,0	+
Konfitüre	244	1021	0,5	0	0	58,9	3,0
Nektar	56	234	0,4	+	+	13,2	–
Johannisbeere, schwarz	39	163	1,3	0,2	+	6,1	6,8
Nektar	54	226	0,4	+	+	13,0	–
Johannisbeere, weiß	31	140	0,9	+	+	6,7	3,0
Kakifrucht	71	297	0,6	0,3	–	16,5	2,5
Kaktusfeige	36	151	0,8	0,7	–	7,1	5,0
Kapstachelbeere	92	74	310	2,7	–	1,1	12,9
Karambole (Sternfrucht)	23	96	1,2	0,5	–	3,5	3,2
Kirsche, Süß-, roh	59	247	0,9	0,4	+	14,2	1,3
Kirsche, Sauer-, roh	50	209	1,1	0,4	+	9,9	1,1
im Glas, gezuckert	83	347	0,7	0,2	+	19,6	1,5
Konfitüre	250	1046	0,4	0	0	62,2	1,0
Kiwi	50	209	0,9	0,6	–	10,3	2,1
Korinthe, getrocknet	266	1113	1,7	+	–	63,1	7,0
Litchi	73	305	0,9	0,2	–	17,0	1,6
Loganbeere, roh	18	75	1,1	+	–	3,4	6,0
in Dosen	107	448	0,6	–	–	26,2	3,0
Mandarine, roh	45	188	0,6	0,2	+	10,2	2,0
in Dosen, gezuckert	64	268	0,8	+	+	15,2	–
Saft, ungezuckert	44	184	9,5	0,2	+	10,1	–
Mango, roh	56	234	0,5	0,3	–	12,8	1,7
in Dosen, gezuckert	85	356	0,3	+	–	20,3	1,0
Maulbeere, ganze Frucht	39	163	1,3	+	–	8,1	2,0
Mirabelle	67	280	0,7	0,2	+	15,0	0,9
Mispel, Fruchtfleisch	46	193	0,5	+	–	10,6	2,1
Moosbeere	39	163	0,4	0,7	+	3,9	3,9
Nektarine	54	226	0,9	+	–	12,4	2,0
Olive, grün, mariniert	131	548	1,4	13,3	–	1,5	2,4
Olive, schwarz, mariniert	351	1469	2,2	35,8	1,3	4,9	–
Papaya	13	54	0,6	0,1	–	2,4	1,9
Passionsfrucht (Maracuja)	56	234	2,8	0,4	–	9,5	1,5

Lebensmittel (100 g verzehrbarer Anteil)	Kilokalorie (kcal)	Kilojoule (kJ)	Eiweiß g	Fett g	mehrfach un-gesättigte Fett-säuren g	Kohlenhydrate g	Ballaststoffe g
Pfirsich, roh	47	197	0,7	0,1	+	10,8	1,9
getrocknet	248	1038	3,1	0,7	+	57,4	10,2
in Dosen, gezuckert	75	314	0,5	0,1	+	18,1	1,1
Pflaume (Zwetschge), roh	51	213	0,6	0,1	+	10,2	1,6
getrocknet (Backpflaume)	236	988	2,3	0,6	+	47,4	5,0
im Glas, gezuckert	71	297	0,5	0,1	+	18,1	1,5
Konfitüre (Pflaumenmus)	247	1033	0,3	+	−	60,0	1,0
Preiselbeere, roh	35	146	0,7	0,6	+	6,2	2,9
im Glas, gezuckert	187	782	0,5	0,3	+	44,4	2,1
im Glas, ungezuckert	35	146	0,7	0,6	+	6,5	2,5
Quitte, roh	38	159	0,4	0,3	+	8,3	6,0
Konfitüre	242	1013	0,2	0	0	58,8	3,0
Reineclaude	59	247	0,8	+	−	13,5	2,3
Rosine, kernlos	287	1201	2,6	0,6	−	66,2	5,4
Sanddornbeere, roh	90	377	1,4	7,1	+	3,3	2,0
Saft, ungezuckert	44	184	0,9	2,3	+	4,8	−
Stachelbeere, roh	37	155	0,8	0,2	+	7,0	3,0
im Glas, gezuckert	92	385	0,5	0,1	+	21,8	2,5
Sultanine	273	1442	1,8	+	−	64,7	5,4
Wassermelone	38	159	0,6	0,2	+	8,3	0,2
Weintraubenbeere, roh	73	306	0,7	0,3	+	16,1	1,5
getrocknet (Rosine)	285	1192	2,3	0,5	+	66,2	5,6
Saft	71	297	0,2	+	+	17,1	−
Zitrone,							
roh, Fruchtfleisch	40	167	0,9	0,5	+	3,2	4,3
Saft	26	109	0,4	0,1	+	2,4	−

Zeichenerklärung
- − keine Daten verfügbar
- + in Spuren
- * Wenn nicht anders angegeben, beziehen sich die Werte auf frisches, rohes Obst (verzehrsfähiger Anteil, ohne Kerne und nichteßbare Schale).

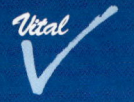

Nüsse und Samen

Gesundheitsnutzen: Nervennahrung

Nüsse enthalten beachtliche Mengen an Fett- und Eiweiß. Das Fett besteht hauptsächlich aus herzfreundlichen ungesättigten Fettsäuren (ausgenommen Kokosnuß). Der Wassergehalt lufttrockener Kerne liegt bei 3 bis 7 Prozent. Nüsse und Samen sind relativ reich an B-Vitaminen und Kalium, Kalzium, Magnesium und Eisen und sind daher gut für starke Nerven.

Tips für Einkauf und Ernährung

1
Bedenken Sie, daß eine gute Handvoll Nüsse bereits den Kaloriengehalt einer kompletten Mahlzeit hat.

2
Nüsse in Kombination mit Obst sind besonders hochwertig und eignen sich als vollwertige Mahlzeit, wenn es schnell gehen soll, z. B. beim Wandern, Sport oder im Berufsalltag.

3
Achten Sie auf »versteckte« Nüsse, z. B. in Süßspeisen, Backwaren, Eis, Joghurt, Müslimischungen, Knabberartikeln, Marzipan, Emulsionslikören. Solche Produkte sind immer besonders kalorienreich.

4
Nüsse, die geröstet oder gesalzen angeboten werden, sind oft auch chemisch behandelt und mit zusätzlichem Fett versetzt. Verzichten Sie deshalb auf solche Produkte!

5
In verschimmelten Nüssen bilden sich stark krebserregende Aflatoxine. Sie müssen weggeworfen werden. Aus verschimmelten Nüssen hergestellte Produkte sind dann ebenfalls belastet. Daher ist es am besten, frische Ware guter Qualität zu kaufen. Am stärksten belastet sind Erdnüsse und Paranüsse.

Lebensmittel (100 g verzehrbarer Anteil)	Kilokalorie (kcal)	Kilojoule (kJ)	Eiweiß g	Fett g	mehrfach un- gesättigte Fett- säuren g	Kohlenhydrate g	Ballaststoffe g
Nüsse und Samen							
Cashewnuß	569	2381	17,2	42,0	6,9	40,5	2,9
Erdnuß,	571	2389	26,0	48,1	15,0	8.3	10,9
geröstet	586	2452	26,4	49,4	13,8	9,4	11,4
Butter	630	2636	28,0	50,0	12,0	17,0	0
Erdnußflocken	520	2176	13,0	28,0	–	54,0	–
Ginko-Nuß, roh	172	720	4,7	1,7	–	34,5	–
Ginko-Nuß, gekocht	165	690	4,3	1,3	–	34,0	–
Haselnußkern	643	2690	13,0	61,0	10,5	11,4	7,4
Kastanie, Marone	196	820	3,4	1,9	–	41,2	8,4
Kokosnuß, Mark	369	1544	3,9	36,5	2,8	4,8	9,0
Milch	9	38	0,3	0,2	–	1,4	–
Raspel	606	2536	5,6	62,0	–	6,4	24,0
Kürbiskern	570	2385	25,0	50,0	–	5,0	5,0
Leinsamen, ungeschält	375	1569	24,0	30,9	26,0	6,0	38,6
Lupinensamen,							
ungeschält	450	1882	40,0	20,0	–	20,0	10,0
Mandelkern	576	2410	19,0	54,0	10,1	3,7	15,2
Mohnsamen (Blaumohn)	481	2013	20,0	41,0	19,0	4,2	20,5
Macadamianuß	686	2870	7,5	73,0	1,3	–	15,9
Paranuß	668	2795	14,0	67,0	25,0	3,6	60
Pekannuß	702	2937	9,3	72,0	17,8	4,4	9,5
Pinienkern	674	2820	13,0	60,0	–	20,5	1,0
Pistazienkern	598	2502	20,8	51,6	6,8	17,5	6,5
Sesamsamen,	565	2364	17,7	50,0	19,4	10,2	11,2
geröstet	630	2506	20,3	54,2	–	15,3	–
Sonnenblumenkern,							
geschält	580	2428	22,5	49,0	28,8	12,3	6,3
Walnußkern	666	2787	15,0	62,0	40,9	12,1	6,1

Zeichenerklärung
- – keine Daten verfügbar
- + in Spuren

Honig, Zucker, Süßwaren

Zucker ist das am weitesten verbreitete Süßungsmittel. Zucker ist ein süßes Kohlenhydrat, das leicht in Wasser löslich und ein hauptsächlicher Bestandteil von Süßwaren ist.

Gesundheitsnutzen: Genußmittel

Der Verzehr von Zucker ist aufgrund seines Kalorienreichtums und der fehlenden Vitamine und Mineralien ungesund und fördert Karies. Zucker wird im Körper vollständig verbrannt und dient damit ausschließlich als Energielieferant (»leerer Kalorienträger«), ist aber zum Sattessen trotzdem nicht geeignet. Er stimuliert die Insulinausschüttung im Organismus und bewirkt dadurch ein starkes Absinken des Blutzuckerspiegels; das löst Hungergefühle aus.

Der Griff zu Süßigkeiten wie z. B. zu einem Schokoriegel soll den Appetit stillen, und der Kreislauf beginnt von neuem. Folge: Es wird mehr Energie aufgenommen als tatsächlich benötigt wird. Überschüssiger Zucker wird nicht verbrannt, sondern in der Leber in Fett als Energiereserve umgewandelt. Ferner verbraucht die Zuckerverbrennung Vitamin B_1, kann also Defizite erzeugen.

Sehr beliebt sind sogenannte »gesunde« Zuckerprodukte wie Fruchtdicksaft, Ahornsirup (aus dem süßen Saft des kanadischen Ahornbaumes),

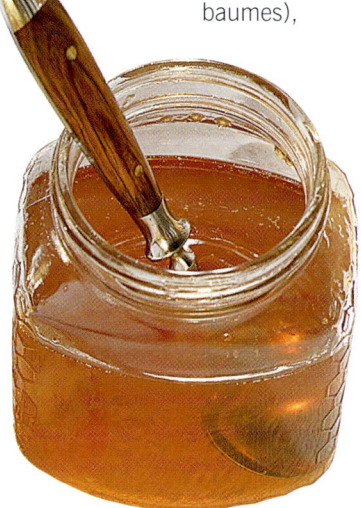

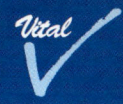

Melasse (Rückstand aus der Zuckergewinnung mit 60 Prozent Zucker) oder Ursüße (zuckerhaltiges Zwischenprodukt der normalen Zuckergewinnung). All diese Produkte enthalten letztlich nichts weiter als Zucker – allerdings zu einem viel höheren Preis. Honig besteht zu 81 Prozent aus Kohlenhydraten und zu 18 Prozent aus Wasser. Der Rest entfällt vornehmlich auf Mineralstoffe. Ernährungsphysiologen erkennen in Honig keinen ausgeprägten Vorzug gegenüber vergleichbaren Zuckergemischen. Honig hat einen mit Zucker vergleichbaren Brennwert und wirkt kariesfördernd. Eine Zuckereinsparung ergibt sich allenfalls dadurch, daß man Honig wegen seines Eigenaromas sparsamer dosiert.

Tips für Einkauf und Ernährung

1
Schränken Sie den Konsum von Zucker ein.

2
Achten Sie auf »versteckten« Zucker in Limonaden, Fruchtsaftgetränken, Colagetränken, Milchmischgetränken, Tomatenketchup, Likören, Brotaufstrichen, Fruchtmus, Fertigdessertsoßen, Speiseeis, Süßigkeiten aller Art, etc., meiden Sie solche Produkte.

3
Achten Sie bei Fertigprodukten auf die Deklaration. Hinter Bezeichnungen wie Stärkesirup, Zuckercouleur, Glukosesirup, Dextrose, Glukose, Fruktose verbirgt sich ebenfalls reiner Zucker.

Achtung Kalorienfalle: Zuckeraustauschstoffe

Häufig wird Zucker durch sogenannte Zuckeraustauschstoffe wie Fructose, Sorbit, Maltit, Mannit, Xylit oder Isomalt ersetzt. Diese Substanzen haben den Vorteil, daß sie nicht kariogen sind und insulinsparend abgebaut werden, es also nicht zu einem erhöhten Insulinspiegel und Hungergefühlen kommt. Sie haben aber (bis auf Maltit und Isomalt) den gleichen Kaloriengehalt wie reiner Zucker, sind also zum Kaloriensparen nicht geeignet.

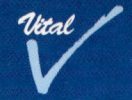

Vorsicht auch bei der Aufschrift »zuckerfrei« (siehe Kapitel »Nahrung: Freund und Feind des Körpers«).

4

Süßstoffe wie Saccharin oder Cyclamat enthalten keine Kalorien, können aber trotzdem dick machen (siehe Seite 10 »Geschmacksfalle«).

5

Süßigkeiten und Schokolade sind Kalorienbomben, die nicht zu einer gesunden Ernährung passen. Wer sie sich nur sparsam wie ein Genußmittel gönnt, muß jedoch keine ernsthaften Folgen befürchten.

6

Schokolade eignet sich als kompakte Kraftnahrung für Sondersituationen, z. B. Expeditionen ins Gebirge, Skitouren Mountainbiketouren etc. Sie enthält nämlich praktisch alle lebensnotwendigen Nährstoffe und führt zu einer schnell einsetzenden und lange anhaltenden Sättigung: Als Energielieferant steht der darin enthaltene Zucker praktisch sofort und danach langfristig das Fett zur Verfügung. Überdies enthält Schokolade bemerkenswert wenig Zusatzstoffe und ist auch bei kühlen Temperaturen verzehrfähig.

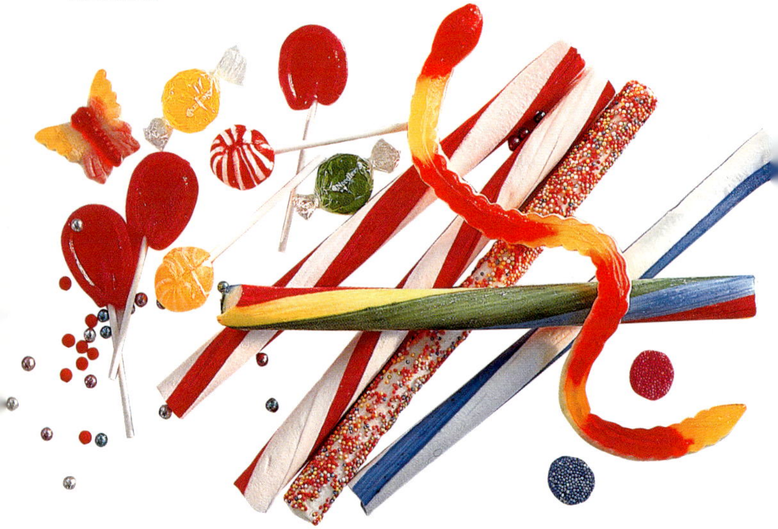

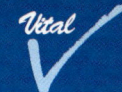

Lebensmittel (100 g verzehrbarer Anteil)	Kilokalorie (kcal)	Kilojoule (kJ)	Eiweiß g	Fett g	mehrfach un-gesättigte Fett-säuren g	Kohlenhydrate g	Ballaststoffe g
Honig, Zucker, Süßwaren							
Ahornsirup i.D.	270	1130	–	–	–	65,0	–
Apfeldicksaft	262	1096	0,5	–	–	59,9	+
Apfeldicksaft, ungezuckert	276	1155	1,0	–	–	56,5	+
Bienenhonig i.D.	325	1360	0,3	0	–	81,0	–
Birnendicksaft	278	1163	0,7		–	66,3	+
Brotaufstrich auf							
Nußbasis	530	2213	7,0	30,0	4,8	54,0	–
Gummibärchen	336	1406	6,0	–	–	76,0	+
Fruchtgummi	347	1452	6,6	0	–	78,0	+
Fruchtwürze Friate	354	1481	0,4	+	–	83,0	+
Fruchtzucker	410	1715	0	0	–	100,0	0
Frutilose	290	1213	0,4	0	–	72,0	0
Kakaopulver, fettarm	280	1172	24,0	12,0	0,4	17,0	–
Kaugummi mit Zucker	322	1347	0	0	–	78,5	–
1 Stück zu 3,3 g	11	46	0	0	–	2,6	–
Kokosflocken-Konfekt	457	1912	2,0	18,0	0,7	68,5	4,0
Konfitüre i.D.	273	1142	0,6	+	0	66,0	3,0
Lakritze	342	1431	5,2	0	–	78,0	+
Marzipan	467	1954	8,0	25,0	5,0	49,0	1,0
Nougat	514	2151	5,0	24,0	3,1	66,0	+
Schaumzucker	372	1556	2,5	0	–	88,0	0
Schaumzucker-Dragee	391	1636	2,4	0	–	93,0	0
Schokolade, Diabetiker-	461	1929	8,0	31,0	–	55,0	–
halbitter	514	2151	5,3	30,0	1,1	54,0	+
Vollmilch-	541	2264	8,0	30,0	0,9	56,0	+
mit Haselnuß (20%)	574	2402	9,5	36,5	2,7	47,5	+
weiß	561	2347	8,8	32,0	–	55,3	–
Zucker, weiß und braun	410	1715	0	0	0	100,0	0
Zuckerrübensirup	268	1121	0,9	0	–	64,5	0

Zeichenerklärung
- – keine Daten verfügbar
- + in Spuren
- i.D. im Durchschnitt

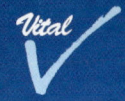

Getränke mit und ohne Alkohol

Gesundheitsnutzen: Muntermacher und Genußmittel

Getränke aller Art versorgen den Körper mit Flüssigkeit, die für alle Lebensvorgänge benötigt wird.

Täglich sollten zwei bis drei Liter Flüssigkeit getrunken werden. Durch die richtige Wahl der Getränke kann man hierbei ganz erheblich Kalorien sparen.

Achten Sie insbesondere auf den Kaloriengehalt bei alkoholischen Getränken.

Tips für Einkauf und Ernährung

1
Am gesündesten sind alkohol- und zuckerfreie Getränke. Sie sollten den Hauptteil der täglichen Flüssigkeitszufuhr ausmachen.

2
Bier ist durch seinen Gehalt an Alkohol und Kohlenhydraten sehr kalorienreich. Fünf Flaschen decken z. B. den halben Tagesbedarf eines Erwachsenen. Die wenigsten

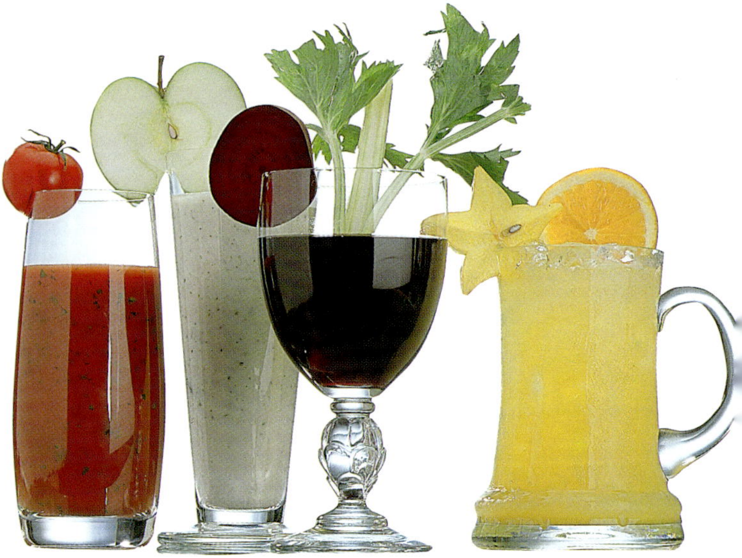

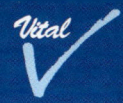

Kalorien enthalten Einfach- und Schankbiere, die meisten dagegen Starkbiere. Auch Diätbier (hoher Alkoholgehalt, wenig Kohlenhydrate) ist sehr kalorienreich. Ferner fördert Bier durch seinen Gehalt an östrogenen Substanzen aus dem Hopfen vor allem bei Männern den Fettansatz an Bauch und Brust.

3
Ein Liter Wein deckt den halben Tagesbedarf an Kalorien. Liebliche Weine und Süßweine sind durch einen hohen Restzuckergehalt besonders kalorienreich.

4
Branntweine, Liköre, und alkoholhaltige Mischgetränke (z.B. Cocktails, Longdrinks, Punsch oder Mixgetränke) sind immer Kalorienbomben und sollten nur selten genossen werden.

5
Mineralwasser, Tee und Kaffee (ohne Zucker, Milch und Sahne) sind praktisch kalorienfreie Getränke.

Achtung Kalorienfalle: Fruchtsaftgetränke

Besonders kalorienreich und daher zu meiden sind: Fruchtnektar, Fruchtsaftgetränke, Limonaden, Brausen. Mit einem Zuckergehalt von acht bis elf Prozent und einer großen Trinkmenge können solche Getränke die Kalorienbilanz beträchtlich nach oben treiben.
Meist enthalten solche Getränke noch eine Reihe von Zusatzstoffen wie Farb-, Geschmacks- und Aromastoffe.

6
Ungesüßte und unverdünnte trinkfertige Fruchtsäfte – selbst mit der Bezeichnung »ohne Zuckerzusatz« enthalten oft beachtliche Mengen an Zucker aus dem Obst (siehe Kapitel »Obst und Obstwaren«). Lediglich eine Korrekturzuckerung unterblieb.

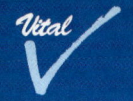

Lebensmittel (100 g verzehrbarer Anteil)	Kilokalorie (kcal)	Kilojoule (kJ)	Eiweiß g	Fett g	mehrfach un-gesättigte Fett-säuren g	Kohlenhydrate g	Ballaststoffe g
1. Getränke ohne Alkohol**							
Getränke auf Fruchtbasis und süße Erfrischungs-getränke							
Apfelsaft, Handelsware	46	193	0,1	0,1	+	11,0	0,2
Apfelsaft, fruchtrüb	48	201	–	–	+	11,0	–
Apfel-Acerola-Saft	46	193	0,9	0,4	+	11,0	0,4
Apfelsinensaft (Orangensaft)	39	163	+	+	+	9,0	+
Apfelsinensaft, Handelsware	43	180	0,7	0,2	+	9,0	0,2
Colagetränk	58	243	3,3	0	0	10,9	0
Fruchtsaftgetränke i. D.	51	213	0	0	0	12,0	0
Grapefruitgetränk, Diät-	26	109	0	0	0	5,8	–
Grapefruitsaft, Handelsware	41	172	+	+	+	9,0	+
Johannisbeersaft, schwarz	43	180	1,3	0,2	+	6,5	0,1
Limonade i. D.	49	206	0	0	0	12,0	0
Pflaumensaft	69	290	+	+	+	14,0	–
Sauerkirsch-Acerola-Nektar	57	239	0,6	0,3	–	13,5	–
Traubensaft, Handelsware	65	272	+	+	+	15,5	+
Zitronenlimonade, light	7	29	0	0	0	1,5	0
Zitronensaft, Handelsware	26	109	+	+	+	1,8	0
Getränke auf Gemüsebasis*							
Gemüsesaft	13	54	0,8	0,07	–	2,4	0,8
Gemüsesaft	14	59	–	–	–	2,5	–
Gemüsesaft	17	71	–	–	–	3,0	–

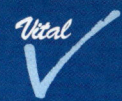

Lebensmittel (100 g verzehrbarer Anteil)	Kilokalorie (kcal)	Kilojoule (kJ)	Eiweiß g	Fett g	mehrfach un-gesättigte Fett-säuren g	Kohlenhydrate g	Ballaststoffe g
Gemüsemix	22	92	–	–	–	4,2	–
Karottennektar	29	121	–	–	+	6,8	–
Karottensaft, ungesüßt	22	92	0,6	+	+	4,8	+
Rote Bete-Saft	35	147	–	–	+	7,5	–
Sauerkrautsaft	12	50	–	–	–	1,5	–
Spinatsaft	9	38	1,4	0,1	+	0,5	–
Tomatensaft	17	71	0,8	0,1	+	2,9	0,1
Tomatensaft	14	59	0,8	0,06	+	2,6	0,8

Zeichenerklärung
- – keine Daten verfügbar
- + in Spuren
- i.D. im Durchschnitt
- * Die unterschiedlichen Werte für die Nährwertangaben des gleichen Produktes (z.B. Gemüsesaft) beruhen auf den Angaben verschiedener Hersteller.
- ** Frucht- und Gemüsegetränke enthalten einen nicht unerheblichen Anteil an Fruchtsäuren, die beim Kaloriengehalt mitberücksichtigt wurden, aber nicht in einer eigenen Spalte aufgeführt sind.

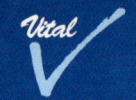

Lebensmittel (100 g verzehrbarer Anteil)	Vol. % Alk. (mg/100ml)	Alkohol g	Kohlenhydrate g	Kilokalorie (kcal)	Kilojoule (kJ)
2. Getränke mit Alkohol					
Biere **)					
Alkoholarmes.Bier	bis 0,6	bis 0,5	5,4	28	117
Leichtbier, untergärig	2,5–3,0	2,0–2,8	2,0	29	121
Diät-Vollbier	5	4,0	0,9	33	138
Altbier	5	4,0	3,2	43	180
Bockbier	7	5,5	5,0	62	259
Doppelbockbier	8	6,3	5,5	69	289
Einfachbier	1–2	0,8–1,6	2,5	21	88
Exportbier	5	4,0	4,3	47	197
Kölsch	5	4,0	3,0	42	176
Lagerbier	5	4,0	3,3	43	180
Malzbier	bis 0,6	bis 0,5	10,8	48	201
Nährbier	bis 1,6	1,3	10,5	53	222
Pils	5	4,0	3,1	43	180
Weizenbier	5	4,0	4,0	46	193

Hinweis:
Der Alkoholgehalt bestimmt bei alkoholischen Getränken maßgebend ihren Energiegehalt. Er wird auf den Getränken in Volumenprozent (%-Vol) angegeben, das bedeutet »Milliliter Alkohol pro 100 Milliliter Getränk«. Der Alkoholgehalt wird also in Milliliter (ml) angegeben, andere Nährstoffgehalte werden in Nährstofftabellen aber stets in Gramm ausgewiesen. Auch die Energieangaben (kcal, kJ) beziehen sich auf das Gewicht und nicht auf das Volumen. Deshalb ist es sinnvoll, auch den Alkoholgehalt in Gramm umzurechnen. Alkohol hat ein anderes spezifisches Gewicht (Dichte) als Wasser, deshalb sind 100 ml Alkohol nicht gleich 100 g, wie es bei Wasser des Fall ist. 1 ml Alkohol wiegt 0,79 g. Ein Likör beispielsweise, der 30 %-Vol. Alkohol enthält, hat also in 100 Milliliter (ml) 30 Milliliter reinen Alkohol, aufgrund des spezifischen Gewichts 23,7 Gramm reinen Alkohol. 1 Gramm Alkohol liefert rund 7 Kilokalorien (kcal). 23,7 g Alkohol aus dem genannten Beispiel entsprechend 166 kcal. Hinzu kommt bei vielen alkoholischen Getränken noch ein beträchtlicher Zuckergehalt (Liköre, süße Weine, süßer Sekt etc.). Eiweiß und Fett (auch die mehrfach ungesättigten Fettsäuren) spielen nur bei wenigen Alkoholika eine Rolle (Eierlikör, Sahne-Cream-Likör), deshalb wurde hier auf diese Spalten verzichtet.

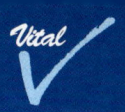

Lebensmittel (100 g verzehrbarer Anteil)	Vol. % Alk. (mg/100ml)	Alkohol g	Kohlenhydrate g	Kilokalorie (kcal)	Kilojoule (kJ)
Weine und weinhaltige Getränke **)					
Apfelwein, trocken	5	4,0	2,6	45	188
Dessertwein i. D.	14	11,0	14,0	133	556
Fruchtdessertwein	13–14	10,3–11,0	12,0	127	531
Fruchtwein i. D.	8–10	6,3–7,9	5,0	75	314
Glühwein	9	7,0	8,5	83	347
Portwein i. D.	19,5	15,4	6,5	134	561
Madeira	18	14,2	4,0	65	272
Malaga	12	9,5	18,0	138	577
Marsala	12	9,5	4,0	82	343
Reiswein, asiatisch	14	11,0	4,0	94	393
Roséwein	10	7,9	3,9	72	301
Rotwein, leicht	10	7,9	2,2	65	272
trocken	12	9,5	0,5	69	289
trocken, schwer	12	9,5	2,2	76	318
Sangria	11–12	8,7–9,5	6,5	90	377
Sherry, trocken	17	13,4	4,0	110	460
mild	20	15,8	6,0	135	565
Tokayer	18	14,2	14,0	155	649
Valpolicella	12	9,5	2,0	73	305
Vernatsch, Südtiroler	12	9,5	2,0	73	305
Weißwein,	12	9,5	3,0	79	331
trocken	10,5	8,3	bis 2,6	69	289
halbtrocken	10	7,9	bis 2,6	66	276
lieblich	8–9	6,6–7,1	3,0	62	259
Wermuth, trocken	15	11,9	10,0	123	515
süß	18	14,2	13,2	155	649
Sekt und Schaumweine					
Asti spumante	8	6,3	11,0	88	368
Champagner	12	9,5	4,0	83	347
Sekt, trocken	11	8,7	3,5	75	314
Sekt, lieblich	11	9,0	11,0	107	448
Diabetiker-Sekt	11	9,0	2,0	71	297

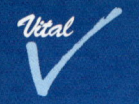

Lebensmittel (100 g verzehrbarer Anteil)	Vol. % Alk. (mg/100ml)	Alkohol g	Kohlenhydrate g	Kilokalorie (kcal)	Kilojoule (kJ)
Spirituosen					
Advocaat Eierlikör***	20	14,5	26,7	277	1159
Angostura Bitter	44	34,8	0	243	1017
Anisette	25	19,8	47,0	330	1381
Apfelkorn	20	15,8	19,4	201	841
Apfelschnaps	21	16,6	23,9	213	891
Apricot Brandy	29	22,9	32,1	291	1218
Aquavit	38	30,0	0	210	879
Aquavit	40	31,6	0	221	925
Arrak	38	30.0	0	210	879
Bacardi	45	35,6	0	249	1042
Bananenlikör, gelb	29	22,9	39,0	322	1347
Bananenlikör, grün	22	17,4	32,4	254	1063
Birnenschnaps	40	31,6	0	221	925
Boonekamp	40	31,6	0,8	225	941
Bommerlunder	38	30,0	0	210	879
Branntwein (Klarer)	32	25,3	0	177	741
Branntwein (Klarer)	38	30,0	0	210	879
Calvados	42	33,2	0	232	971
Campari Bitter	25	19,7	25,0	238	996
Chantré	36	28,4	1,4	205	858
Chantré Cream***	15	11,9	31,0	255	1067
Cherry Brandy	24	19,0	34,2	272	1138
Cocoslikör	24	19,0	22,2	223	933
Coffee Likör	25	19,8	31,9	268	1121
Cognac	40	31,6	0	221	925
Cointreau	40	31,6	30,0	341	1427
Crème de Banane	29	22,9	39,7	322	1347
- de Cacao, braun	27	21,3	45,8	336	1406
- de Cacao, weiß	27	21,3	40,0	312	1305
- de Cassis	16	12,6	40,0	248	1038
Curaçao-Blue	30	23,7	35,1	309	1293
Curaçao-Triple Sec	39	30,8	30,5	336	1409
Doppelkorn	38	30,0	0	210	879
Dry Gin	37,5	29,6	0	201	866
Edelkirsch	25	19,8	38,5	295	1235

Lebensmittel (100 g verzehrbarer Anteil)	Vol. % Alk. (mg/100ml)	Alkohol g	Kohlenhydrate g	Kilokalorie (kcal)	Kilojoule (kJ)
Edelkirsch Cream***	15	11,9	37,0	270	1130
Eierlikör	20	15,8	20,0	285	1192
Fruchtlikör i. D.	30	23,7	30,0	286	1197
Gin	45	35,6	0	249	1042
Grand Marnier	40	31,6	30,0	341	1427
Grappa	40	31,6	0	221	925
Grappa	45	35.6	0	249	1042
Himbeergeist	37,5	29,6	0	207	867
Himbeergeist	40	31,6	0	221	925
Honiglikör	30	23,7	31,6	292	1222
Kirschlikör	21	16,6	24,8	217	908
Kirschwasser	40	31,6	0	221	925
Kiwi Wonder	20	15,8	22,2	201	841
Klarer (Korn),	32	25,3	0	177	741
Doppelkorn	38	30,0	0	210	879
Kräuterlikör	50	39,5	–	277	1159
Kräuterlikör	32	25,3	15,0	237	992
Kümmel	30	23,7	30,0	286	1197
Mandarinenlikör	29	22,9	30,6	284	1188
Maraschino	30	23,7	41,5	335	1402
Obstler	45	35,6	0	249	1042
Orangen Bitter	39	30,8	3,2	229	958
Orangenlikör	24	19,0	25,5	237	992
Ouzo	40	31,6	0	221	925
Pfefferminzlikör	30	23,7	45,0	391	1636
Pfirsichlikör	18	14.,2	24,0	195	816
Rum,					
braun	40	31,6	0	221	925
braun	54	42,7	0	299	1251
Strohrum	80	63,2	0	442	1849
weiß	37,5	29,6	0	207	866
Samba	21	16,6	25,2	217	908
Sambucca	40	31,6	0	221	925
Schokogeheimnis***	15	11,9	38,3	236	987
Tequila	38	30,0	0	210	879
Underberg	44	34,8	32,0	371	1552

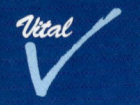

Lebensmittel (100 g verzehrbarer Anteil)	Vol. % Alk. (mg/100ml)	Alkohol g	Kohlenhydrate g	Kilokalorie (kcal)	Kilojoule (kJ)
Vanillegeheimnis***	15	11,9	40,2	244	1021
Wacholder	32	25,3	0	177	741
Weinbrand	38	30,0	2,0	218	912
Weizenkorn	32	25,3	0	177	741
Williams Christ	37,5	29,6	0	207	866
Williams Christ	40	31,6	0	221	925
Whiskey, Irish	45	35,6	0	249	1042
Whisky, Scotch	43	34,0	+	238	996
Wodka	37,5	29,6	0	208	870
Wodka	40	31,6	0	222	929
Zwetschgenwasser	40	31,6	0	221	925

eichenerklärung
- keine Daten verfügbar
+ in Spuren
i.D. im Durchschnitt
* Der Kohlenhydratgehalt ist bei den meisten Alkoholika praktisch identisch mit dem Extrakt. Der Extrakt beinhaltet alle nicht verdampfbaren Substanzen, also Kohlenhydrate, Eiweiß, Fett teilweise organische Säuren und die Mineralstoffe. Außer den Kohlenhydraten spielen nur Eiweiß und Fett für den Energiegehalt eine Rolle und dies auch nur bei Bier und bei einigen Likören.
** Biere und Weine enthalten geringe Mengen Eiweiß. Der Eiweißgehalt reicht von 0,1 g bei Einfachbier bis 0,8 g pro 100 g bei Doppelbockbier. Im Durchschnitt enthält Bier 0,5 g Eiweiß pro 100 g. Wein enthält pro 100 g nur 0,1 bis 0,2 g Eiweiß.
*** Sahne- und Creamliköre enthalten außer Alkohol und Zucker auch nennenswerte Mengen an Eiweiß und Fett, im Durchschnitt 2,1 Prozent Eiweiß und 8,1 Prozent Fett. Eierlikör ist aufgrund des hohen Eigelbanteils reich an Cholesterin.

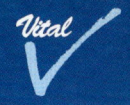

Party- und Freizeitsnacks

Die folgenden Produkte werden gerne »so nebenbei« auf Parties und in der Freizeit gegessen. Meist handelt es sich um jeweils kleine Portionen, deren Kaloriengehalt oft unterschätzt wird. Wer solche Verführer regelmäßig zuätzlich zu den normalen Mahlzeiten konsumiert, braucht sich langfristig über Übergewicht nicht zu wundern. Werden solche »Sünden« bei ansonsten ausgewogener Ernährung nur gelegentlich »begangen«, so hat das meist keine bleibenden Folgen für das Körpergewicht, kann aber erheblich zu Lebensgenuß und Lebensfreude beitragen.

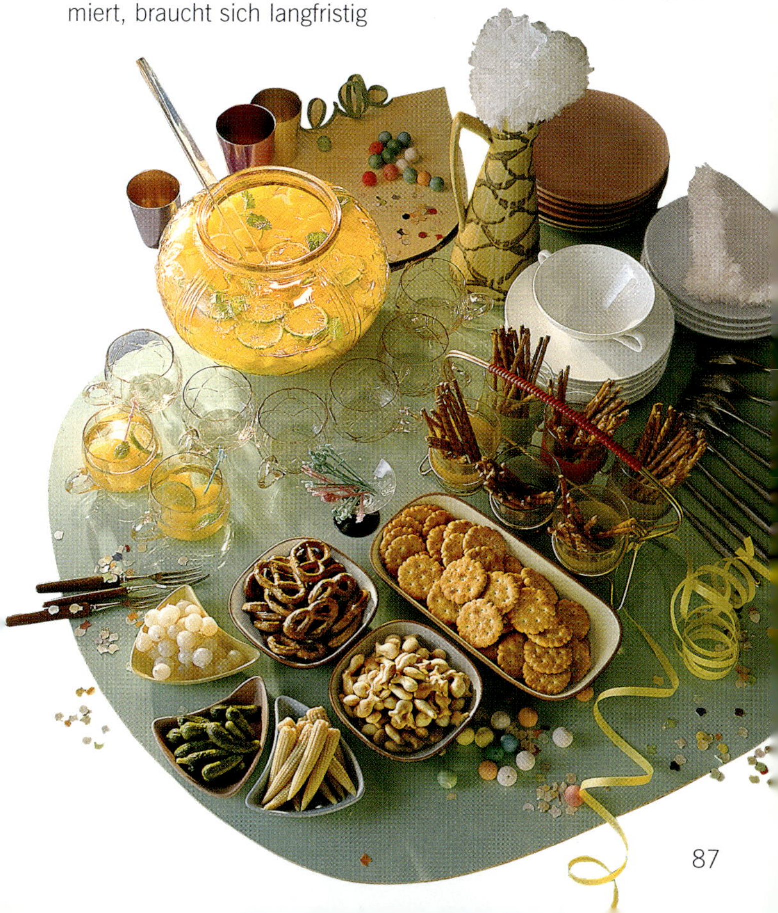

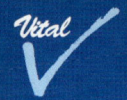

Lebensmittel (100 g verzehrbarer Anteil)	Kilokalorie (kcal)	Kilojoule (kJ)	Eiweiß g	Fett g	mehrfach un- gesättigte Fett- säuren g	Kohlenhydrate g	Ballaststoffe g
Party- und Freizeitsnacks**							
Nahrungsmittel							
After Eight,							
1 Täfelchen = 8 g	45	188	+	1,0	–	8,0	–
Ananasring, groß,							
70 g (Dose)	59	247	0,3	0,1	–	14,1	0,7
Ananasring, klein,							
35 g (Dose)	30	124	0,1	0,1	–	7,1	0,4
Ananasstückchen,							
5 g (Dose)	4	18	+	+	–	1,0	+
Apfeldicksaft, 1 Hotelportion	52	218	0,1	–		12,0	+
Apfelkuchen, Hefeteig,							
1 Stück =100 g	140	586	3,0	3,0	–	23,0	–
Apfelkuchen, Rührteig,							
1 Stück = 100 g	270	1130	5,0	12,0	–	34,0	5,0
Apfelstrudel, 150 g	235	983	3,0	7,0	–	36,0	–
Apfeltasche, ca. 85 g	245	1025	1,9	13,2	–	27,8	–
Apfeltorte, gedeckt,							
Mürbteig, 100 g	216	904	2,7	7,5	1,9	31,2	1,9
Baiser, 25 g	110	460	1,0	0	0	20,0	0
Bienenstich, 75 g	220	920	4,0	11,0	–	25,0	2,0
Big Mäc, ca. 200 g	534	2234	27,0	28,8	–	37,9	–
Biskuitrolle mit							
Erdbeersahne, 60 g	130	544	2,0	7,0	–	14,0	–
Bockwurst, 115 g (Dose)	319	1333	14,1	29,1	–	+	+
mit Brötchen	455	1904	18,3	29,9	+	27,8	1,5
Bratwurst (Kalb), 80 g	213	891	8,2	20,0	–	+	0
mit Brötchen	349	1460	12,4	20,9	+	27,8	1,5
Bratwurst, Nürnberger, 35 g	104	436	3,4	10,1	1,2	+	–
Bratwurst (Schwein), 80 g	238	997	7,8	23,0	2,8	+	–
mit Brötchen	374	1565	12,0	24,0	3,0	27,8	1,5
Butter, 1 Hotelportion = 20 g	151	631	0,1	16,6	0,6	0,1	0
Buttercremetorte i. D., 120 g	410	1715	4,0	25,0	–	38,0	+
Butterkeks, 10 g	42	176	0,8	1,0	0,1	7,5	0,3

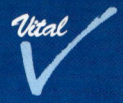

Lebensmittel (100 g verzehrbarer Anteil)	Kilokalorie (kcal)	Kilojoule (kJ)	Eiweiß g	Fett g	mehrfach un-gesättigte Fett-säuren g	Kohlenhydrate g	Ballaststoffe g
Camembert, 45 % F.i.Tr., 1 Portion = 61,5 g	173	723	1,3	13,4	0,6	0	0
Cashewkerne, 5 Stück = 4 g	23	95	0,7	1,7	0,3	1,6	0,1
Cheeseburger, Stück = ca. 120 g	318	1331	16,6	14,0	–	29,4	–
Chefsalat, 1 Portion = ca. 160 g	104	435	11,1	5,6	–	2,3	–
Chicken McNuggets, kleine Portion, ca. 100 g	260	1088	19,3	16,1	–	7,7	–
Cocktailkirsche, 3 g	8	33	+	+	–	1,0	+
Cocktailwürstchen (Dose), 10 g	30	126	1,0	2,0	–	+	0
Cornichon (Pfeffergürkchen), Stück = 5 g	1	4	0	0	0	+	+
Crème fraîche, 1 EL = 25 g	80	333	0,8	8,0	+	0,9	0
Donauwellen, 100 g	310	1297	4,0	16,0	–	33,0	+
Doppelkeks mit Schokofüllung, 25 g	130	544	1,0	6,0	–	17,0	–
Ei, 1/2, gefüllt	65	272	3,0	5,0	–	2,0	–
Eiscreme, 1 Kugel = 40 g	67	279	1,2	4,0	–	6,0	0
Erdnüsse, geröstet, 1 EL = 10 g	59	245	2,6	4,9	–	0,9	1,1
Erdnußflips, 10 g	52	218	1,3	2,8	–	3,5	–
Ferrero Rocher, 1 Stück = 12 g,	75	314	1,0	5,0	–	6,0	–
Fischmäc, ca. 140 g	410	1715	14,3	24,5	–	30,1	–
Fleischsalat i.D., 100 g	316	1322	4,4	31,5	–	1,3	+
Forellenfilet, geräuchert, ohne Haut, 70 g	86	360	15,3	2,5	–	0	0
Frankfurter Kranz, 55 g	200	837	2,0	12,0	–	17,0	+
Frikadelle, 100 g	200	837	15,3	14,7	–	4,0	–
mit Brötchen* (50 g)	336	1406	19,5	15,6	–	31,8	–
Fruchtzwerg, 1 Becher = 50 g	63	262	5,0	4,0	–	6,5	+
Gewürzgurke, mittelgroß, 25 g	4	17	0,3	+	–	0,8	+

89

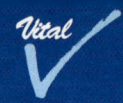

Lebensmittel (100 g verzehrbarer Anteil)	Kilokalorie (kcal)	Kilojoule (kJ)	Eiweiß g	Fett g	mehrfach un-gesättigte Fett-säuren g	Kohlenhydrate g	Ballaststoffe g
Gulaschsuppe, 1 Teller = 250 ml (Dose)	138	575	5,0	7,5	0,8	12,5	–
Gulaschsuppe, 1 Teller = 250 ml (Päckchen)	123	513	4,5	6,8	–	10,0	+
Hamburger Royal mit Käse, ca. 200 g	510	2134	29,5	28,6	–	29,9	–
Hamburger, 1 Stück = ca. 100 g	260	1088	13,3	9,7	–	28,9	–
Hawaii-Toast (Schinken, Ananas, Käse), 115 g	238	996	14,9	11,1	+	26,1	+
Honig,** 1 Hotelportion = 20 g	65	272	0,06	0	0	16,2	0
Honigmelone, 1 Spalte = 100 g Fruchtfleisch	54	226	0,9	0,1	–	12,4	0,7
Kaffeesahne, 12 % Fett, 1 Portion = 10 g	14	57	0,3	1,2	+	0,4	0
Kartoffelchips, 15 g	81	338	0,8	5,9	+	6,1	–
Kartoffelsalat mit Essig und Öl, 1 EL = 50 g	54	224	0,9	2,6	+	6,4	+
Kartoffelsalat mit Gurke und Ei, 1 EL = 50 g	79	328	1,2	5,5	+	5,6	+
Kartoffelsalat mit Mayonnaise, 1 EL = 50 g	120	502	2,0	8,0	+	8,0	0,5
Käsekuchen (TK), 100 g	230	965	9,0	8,0	0,8	30,0	–
Käsesahnetorte, 120 g	315	1318	9,0	14,0	–	34,0	–
Käse, Edamer, 40 % F. i. Tr., 1 Scheibe = 25 g	76	317	6,2	5,6	0,3	0	0
Käsewürfel (Emmentaler), 10 g	39	163	2,9	3,0	0,1	0	0
Kaviar, russischer, 1 TL = 5 g	12	51	1,3	0,8	–	+	0
Kinderschokolade, 1 Riegel = 12,5 g	75	314	1,0	4,0	–	7,0	–
Konfitüre,** 1 Hotelportion = 20 g	55	228	0,1	0	0	13,2	0,8

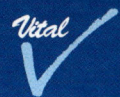

Lebensmittel (100 g verzehrbarer Anteil)	Kilokalorie (kcal)	Kilojoule (kJ)	Eiweiß g	Fett g	mehrfach un-gesättigte Fett-säuren g	Kohlenhydrate g	Ballaststoffe g
Knäckebrot, 1 Scheibe = 10 g	32	133	1,0	1,5	–	6,6	1,4
Kräcker, 1 Stück = 5 g	20	84	1,0	+	–	4,0	–
Lachsschinken, 1 Scheibe = 15 g	20	84	4,0	1,0		–	0
Laugenbrezel, 1 Stück = 50 g	113	473	3,6	0,9	0,3	28,6	1,0
Löffelbisquit, 1 Stück = 5 g	20	85	0,4	0,3	+	4,1	+
Mandeln, 10 Stück = 15 g	86	361	2,9	8,1	1,5	0,6	2,3
Marmorkuchen, 70 g	265	1109	5,0	12,0	–	33,0	–
Mars, Schokoriegel, 60 g	275	1151	2,0	11,0		41,0	–
Marzipankartoffel, 1 Stück = 5 g	25	105	+	1,0		3,0	–
Matjesfilet, 1 Stück = 70 g	187	782	11,2	15,8	3,5	–	–
Mayonnaise, 80 % Öl, Portionsbeutel = 15 g	113	472	11,2	15,8	3,5	–	–
Mc Rib, ca. 230 g	410	1715	29,1	23,0	–	49,1	–
Mexicana-Salat, ca. 180 g	81	339	8,1	0,9	–	9,5	–
Milchschnitte, 30 g	125	523	2,0	8,0	–	10,0	–
Milchshake, 300 ml, Erdbeer	380	1590	9,7	8,8	–	63,1	–
Milchshake, 300 ml, Schoko	346	1448	11,2	10,3	–	49,7	–
Milchshake, 300 ml, Vanille	373	1561	9,7	8,9	–	61,1	–
Milka Lila-Pause-Riegel, Alpenmilch, 37 g	194	812	2,5	11,5	–	21,8	–
Milka Lila-Pause-Riegel, Joghurt Crisp, 37 g	211	883	2,6	11,5	–	21,8	–
Mixed Pickles, 1 EL = 50 g	10	42	0,5	+	–	2,0	+
Mousse au chocolat (75 g)	107	448	3,2	2,6	–	17,9	–
Nuß-Nugat-Creme, 1 Portion = 20 g	106	444	1,4	6,0	–	10,8	–

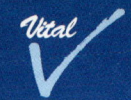

Lebensmittel (100 g verzehrbarer Anteil)	Kilokalorie (kcal)	Kilojoule (kJ)	Eiweiß g	Fett g	mehrfach un-gesättigte Fett-säuren g	Kohlenhydrate g	Ballaststoffe g
Nußtorte, 100 g	420	1757	8,0	24,0	–	43,0	–
Obstkuchen (Biskuitteig), 130 g	290	1213	6,0	14,0	–	31,0	–
Obstkuchen (Hefeteig), 100 g	170	711	2,0	4,0	–	28,0	–
Olive, grün, klein, mit Paprika, 3 g	4	17	+	0,4	+	+	+
Olive, grün, groß, mit Paprika, 5 g	7	28	0.1	0,7	+	+	+
Olive, schwarz, 5 g	18	74	0,1	1,8	+	0,2	+
Paranüsse, 3 Stück = 18 g	53	222	2,5	12,1	4,5	0,6	1,2
Perlzwiebel, 3 Stück = 6 g	1	5	+	–	–	+	+
Pizza, ganz 300 g (TK, Salami, Käse)	580	2425	21,0	15,0	–	90,0	–
Pizza, 1 Viertel =75 g (TK, Salami, Käse)	145	607	5,3	3,8	–	22,5	–
Pommes frites, 100 g, ohne Sauce	348	1456	3,5	16,2	–	44,6	4,0
mit 20g Tomatenketchup	369	1546	3,9	16,2	–	49,4	4,1
mit 20g Mayonnaise, 80% Öl	498	2085	3,7	32,5	–	45,2	4,0
Praline i. D., 12 g	55	230	1,0	2,0	–	8,0	0
Praline, herzförmig, Nuß-Nougat, 6,25 g	35	146	0,4	2,2	–	3,4	–
Pumpernickel, 1 kleine runde Scheibe, 20 g	36	152	1,4	0,2	0,1	7,3	1,9
Pumpernickel, 1 normale Scheibe, 50 g	91	381	3,4	0,5	0,3	18,3	4,7
Radieschen, 1 Stück = 10 g	1	4	0,1	+	+	0,2	0,1
Rollmops, 1 Stück = 50 g	110	460	9,0	7,0	–	+	+
Russisch Ei, 50 g	125	521	2,5	11,4	–	1,7	–
Sahne-Torte, 1 Stück i. D.	365	1527	5,0	25,0		30,0	–
Salamibrötchen (30 g Belag)*	251	1050	9,7	10,9	1,7	27,8	1,5
Salz-Dill-Gurke, 50 g	10	42	1,0	+	–	1,0	+
Salzmandel, 1,5 g	10	42	+	1,0	+	+	+

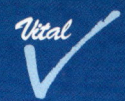

Lebensmittel (100 g verzehrbarer Anteil)	Kilokalorie (kcal)	Kilojoule (kJ)	Eiweiß g	Fett g	mehrfach un-gesättigte Fett-säuren g	Kohlenhydrate g	Ballaststoffe g
Salzstangen, 2 Stück = 1 g	4	17	0,1	0,5	–	0,8	–
Sardellenfilet, 5 g	15	63	2,0	1,0	–	+	0
Scheiblette, 45 % F. i. Tr., 1 Scheibe = 20 g	60	249	4,0	4,8	+	0	0
Schinkenbrötchen (60 g gekochter Schinken)*	226	946	22,0	2,7	0,3	27,8	1,5
Schlagsahne, 1 Portion = 50 g	147	613	1,3	15,0	0,5	1,6	0
Schokopudding mit Sahne, 200 g	322	1347	5,8	17,2	–	35,8	+
Schokolade, Vollmilch-, 1 Riegel, 20 g,	108	453	1,6	6,0	+	11,2	–
Schwarzwälder Kirschtorte, 140 g	440	1841	5,0	20,0	–	55,0	-
Senf, mittelscharf, Portionsbeutel = 15 g	12	50	0,5	0,4	–	1,2	–
Senffrüchte, 1 EL = 25 g	30	126	1,0	+	–	5,0	–
Softeis mit Karamelsauce, ca. 140 g	205	858	6,2	6,4	–	29,4	–
Studentenfutter, 1 EL = 20 g	95	397	2,0	5,0	–	11,0	–
Tiramisu, 1 Becher = 75 g	229	958	3,5	13,4	–	20,1	–
Toastbrot, 1 Scheibe = 25 g	64	269	1,7	1,1	+	13,9	0,8
Tomate, gefüllt mit Fleischsalat, 75 g	90	377	1,5	7,5	–	3,0	+
Tomatenketchup, Portionsbeutel = 20 g	21	90	0,4	+	–	5,6	–
Tsatsiki, 100 g	222	929	4,5	18,9	–	6,6	+
Waffelröllchen, gefüllt, 1 Stück = 8 g	45	190	0,6	2,7	–	4,4	–
Waldorfsalat, 1 geh. EL = 50 g	185	774	1,0	18,0	–	4,0	–
Waldorfsalat, Delikateß-, 50 g	109	456	0,6	9,8	–	3,9	–
Walnußkernhälften, 2 Stück = 4 g	27	111	0,6	2,5	1,6	0,5	0,2
Wassermelone, 1 Spalte = 150 g Fruchtfleisch	53	220	0,9	0,3	+	12,5	0,3

Lebensmittel (100 g verzehrbarer Anteil)	Kilokalorie (kcal)	Kilojoule (kJ)	Eiweiß g	Fett g	mehrfach ungesättigte Fettsäuren g	Kohlenhydrate g	Ballaststoffe g
Wiener mit Kartoffelsalat							
100 g Wiener,							
200 g Kartoffelsalat							
mit Mayonnaise	776	3248	18,2	60,3	+	32,0	2,0
Wiener Würstchen,							
1 Paar = 100 g	296	1239	10,2	28,3	−	+	−
Wurstbrötchen							
(60 g Bierschinken)*	237	992	14,1	7,8	0,2	27,8	1,5
Wurstsalat mit Essig und Öl	458	1914	15,0	42,0	−	1,8	+
Yes-Torty, 38 g	175	732	2,0	10,0	−	19,0	−
Zuckerrübensirup,**							
1 Hotelportion = 20 g	54	224	0,2	0	0	0	0
Zwetschgendatschi							
(Hefeteig), 100 g	210	879	5,0	10,0	−	23,0	−
Getränke*							
1 Glas Apfelsaft, 200 ml	84	352	−	−	−	20,0	+
1 Glas Aprikosennektar,							
200 ml	124	519	−	−	−	30,0	+
1 Glas Ananassaft, 200 ml	100	418	−	−	−	24,0	−
1 Glas Asti Spumante,							
100 ml	88	368	0	0	0	11,0	0
1 Glas Bier, helles, 200 ml	94	393	+	0	0	8,6	0
1 Glas Champagner, 100 ml	83	347	0	0	0	8,0	0
1 Glas Cola, 200 ml	116	485	6,6	0	0	21,8	0
1 Glas Cola-Whisky, 200 ml	152	636	5,9	0	0	19,6	0
1 Glas Gin, 2 cl	50	209	0	0	0	0	0
1 Glas Gin-Tonic, 200 ml	104	435	0	0	0	12,6	0
1 Glas Ginger Ale, 200 ml	70	293	0	0	0	17,0	0
1 Glas Kirschlikör,							
30 %-Vol, 2 cl	57	239	0	0	0	6,0	0
1 Glas Kirschnektar, 200 ml	126	527	−	−	−	28,0	−
1 Glas Limonade							
mit Süßstoff, 200 ml	14	59	0	0	0	1,5	0
1 Glas Limonade, 200 ml	98	410	0	0	0	24,0	0

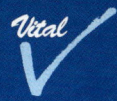

Lebensmittel (100 g verzehrbarer Anteil)	Kilokalorie (kcal)	Kilojoule (kJ)	Eiweiß g	Fett g	mehrfach un- gesättigte Fett- säuren g	Kohlenhydrate g	Ballaststoffe g
1 Glas Obstler, 45 %-Vol., 2 cl	50	210	0	0	0	0	0
1 Glas Orangensaft, 200 ml	46	192	1,4	0,4	–	18,0	0,4
1 Glas Pils, 300 ml	129	540	+	0	0	9,3	0
1 Glas Radler 500 ml	241	1008	+	0	0	40,8	0
1 Glas Rotwein, trocken, schwer, 150 ml	114	477	0	0	0	3,3	0
1 Glas Rotwein, trocken, leicht, 150 ml	98	410	0	0	0	3,3	0
1 Glas Sekt, trocken, 100 ml	75	314	0	0	0	3,5	0
1 Glas Sekt-Orange, 100 ml	88	368	0,5	0	0	9,4	+
1 Glas Sherry, trocken, 17 %-Vol., 5 cl	85	356	0	0	0	20,0	0
1 Glas Tonic Water, 200 ml	60	251	0	0	0	14,0	0
1 Glas Weißwein, lieblich***, 150 ml	93	389	0	0	0	4,5	0
1 Glas Weißwein, trocken***, 150 ml	104	435	0	0	0	bis 2,6	0
1 Glas Weizenbier, 500 ml	230	962	+	0	0	20,0	0
1 Glas Whisky, 45 %-Vol.,2 cl	48	201	0	0	0	+	0
1 Glas Wodka, 40 %-Vol., 2 cl	44	186	0	0	0	0	0

Zeichenerklärung

   – keine Daten verfügbar
   + in Spuren
i. D. im Durchschnitt
   * ohne Aufstrichfett
  ** siehe hierzu auch die Tabelle »Süßungsmittel und Süßwaren«
 *** siehe hierzu auch die Tabelle »Getränke« (Alkoholgehalt beachten).

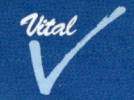

Bildnachweis:
Ketchum Public Relations, München, Seite 30; Mosaik Verlag, Prisma-Fotoservice, München, Seiten 22, 58; StockFood (Fotostudio Eising), München, Seiten 2, 3, 4, 10, 17, 18, 36, 44, 46, 50, 54, 60, 72, 74, 78, 87; StockFood (Rosenfeld Images Ltd.), München, Seiten 4, 53, 66; StockFood (Rosenfeld/Maximilian), München, Seite 76; StockFood (Bodo A. Schieren), München, Seite 7; Herbert Wirths PR (Dr. Grandel), Fischach, Seite 24.

Hinweis:
Die Werte von Fast Food-, Süßwaren- und Knabberartikeln sowie von einigen Getränken beruhen auf Angaben der marktführenden Hersteller.

Quellenverzeichnis:
Carlsson, Sonja: *Die neue große Tabelle der Kalorien und Nährstoffe*. Urania-Verlag, Berlin 1996
Elmadfa et alt.:
Die große GU Nährwertabelle. Gräfe und Unzer-Verlag, München, 1996/1997
Nestlé Deutschland: *Kalorien mundgerecht*. Umschau-Verlag, Frankfurt/Main, 1995
Renner / Renz-Schauen:
Nährwerttabellen für Milch und Milchprodukte. Verlag Drathen, Gießen, 1994
Souci/Fachmann/Kraut:
Lebensmitteltabelle für die Praxis. Wissenschaftliche Verlagsgesellschaft Stuttgart, 1991

Der Mosaik Verlag ist ein Unternehmen der Verlagsgruppe Bertelsmann

© 1998 Mosaik Verlag GmbH, München / 5 4 3 2 1

Lektorat: Dr. Reitter & Partner Verlag GmbH, Vaterstetten
Design: Gowers Elmes, London
Umschlaggestaltung:
Martina Eisele, München
Umschlagfoto: Premium/Manceau
Satz: Dr. Reitter & Partner Verlag GmbH, Vaterstetten
Druck: Alcione, Trento
Bindung: Ecoprint, Lavis-Trento
Printed in Italy
ISBN 3-576-11139-5